やさしく知りたい先端科学シリーズ5

デジタルヘルスケア

武藤正樹 監修　遊間和子 著

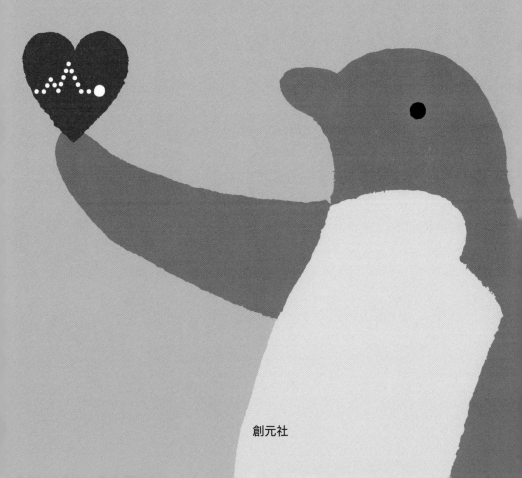

創元社

はじめに

2040 年、日本は高齢者人口のピークを迎える。2040 年は団塊ジュニアが 65 歳以上の高齢者に仲間入りする年だ。この高齢化の頂上へ向けて、日本は今、世界最速のスピードで坂道を駆け上っている。

2040 年はどんな年になるだろう？　そのとき日本の高齢化率は 35% で世界トップ、そして医療、介護、子育てに費やす社会保障給付費は 190 兆円、GDP 対比 24% に達する。ただこの GDP 対比 24% は、ヨーロッパ諸国と比べれば真ん中ぐらいで、世界で飛び抜けて大きいとは言えない。

そして 2040 年の最大の問題は労働人口の減少だ。2040 年には、15 歳から 64 歳の就労人口は、現在よりおよそ1500万人以上も減少する。つまりカネは何とかなっても絶対的ヒト不足の社会となる。

そこで 2040 年問題へ向けて、さまざまな施策が実施されている。いわゆる「人生 100 年」「1 億総活躍」の時代の訪れである。具体的には元気老人の活用、女性の活躍、ICT や AI、ロボット、外国人労働者の活用など。本書はこの中で、ICT や AI、ロボットなどのデジタルヘルスケアを中心に、2040 年の労働人口減少化時代のソリューションを展望している。

さて「デジタルヘルスケア」とは、ICT や AI、ビッグデータ、ロボットなど、デジタル技術によるヘルスケア関連の成果の向上を目指す技術のことだ。すでにウエアラブルなスマートウオッチや介護ロボット、リハビリ支援ロボット、手術支援ロボット、AI による画像診断支援、ゲノム解析技術などが実用化されている。この他にもデジタルヘルスケアの舞台のそでには、次世代技術が所狭しと、出番を待っている。錠剤にセンサーを埋め込んだデジタルメディスン、生活支援ロボット、認知症の人のためのスマートハウス、AI によるケアプラン支援、デジタル ACP（アドバンス・ケア・プランニング）など。

ただ一方、規制に阻まれた課題もある。遅々として進まぬオンライン診療、デジタル化を進める上で欠かせない個人識別子の課題、生活支援ロボットの国際標準化、現行の医薬品医療機器等法での AI 技術やデジタルメディスンの取り扱いなど。

本書ではこうした課題についても、オランダやフィンランド、デンマークなどの海外事情を教えてくれている。2040 年まであと 20 年、本書を片手にさまざまな規制を乗り越え、デジタルヘルスケアの果実を手にしていただければ幸いである。

2020 年元旦　国際医療福祉大学大学院　武藤正樹

Contents

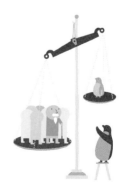

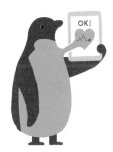

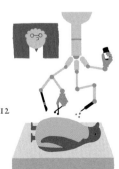

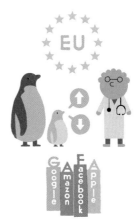

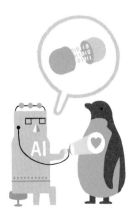

少子高齢化で
求められる
ヘルスケア改革

日本を含む多くの先進国に求められているヘルスケア改革。その背景にあるのは、少子高齢化による人口構造の変化や医療の高度化による社会保障費の急騰です。

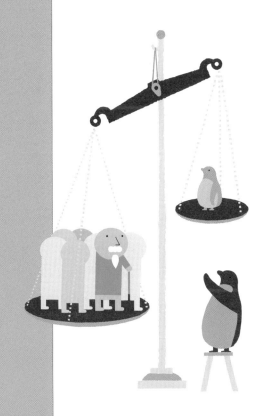

01 高齢化が進む日本

「高齢化」社会とは

近年、「日本は高齢化が進んでいる」とよく言われます。国連の専門機関 WHO（World Health Organization、世界保健機関）では、高齢者を 65 歳以上と定義しており、「高齢化」という言葉の意味を「お年寄りが増えていることを指す」という答えは、もちろん正解です。しかし、心身ともに健康が保たれている人を「高齢者」と呼ぶことに否定的な意見があることも事実です。

高齢化の状態を示す指標には、「高齢化率」という数字があり、これは、総人口に占める 65 歳以上の高齢者人口の割合となります。高齢化率が 7% を超えると、その社会は高齢化しているとみなされています。高齢化率が上昇する理由のひとつは、生まれる子どもの数が減少しているのに対して、長生きする高齢者が増えていることです。1 人の女性が 15 歳から 49 歳までの間に産む子どもの数の平均を「合計特殊出生率」と言います。これは、少子化の状態を示す指標となります。

日本の合計特殊出生率の推移をみると、1947 年から 1949 年の第 1 次ベビーブーム期には 4.54 〜 4.32 と高い水準でしたが、1950 年以降急激に低下し、1960 年には総人口が維持できなくなる 2.00 まで下がりました。1971 年から 1974 年の第 2 次ベビーブーム期に少し持ち直しましたが、2005 年には過去最低の 1.26 まで減少、近年は 1.4 台で推移しており、総人口を維持できる水準にはほど遠い状況です。

日本の高齢化率は世界一

日本は 1970 年に高齢化率 7.1％ となり、高齢化社会となりましたが、その後も上昇を続け、2000 年以降、英国、ドイツ、フランスなどの欧州各国を抜いて、世界一の高齢化社会となりました。1979 年から 2015 年まで導入された「一人っ子政策」により急激に高齢化が進んだ中国や、非常に低い出生率で少子化が進行している韓国と比べても日本の高齢化率は突出しています。「人口推計」（総務省、2019 年 5 月 1 日現在）によれば、日本の高齢化率は 28.4％で過去最高を更新しています。また、国立社会保障・人口問題研究所の平成 29 年推計によれば、日本の高齢化率は 2040 年には 35.3％ に上昇すると予想されており、急速に進む高齢化への対応が急務となっています。

おもな国々の高齢化率の推移・推計

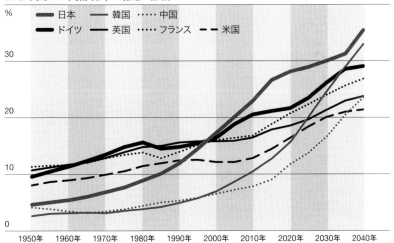

※日本の値は、「人口推計」（総務省、2019 年 5 月 1 日現在）の実績値と「日本の将来推計人口」（国立社会保障・人口問題研究所、平成 29 年推計）より、海外の値は、国連「World Population Prospects 2019」より作成

要介護者の急増と
不足する介護人材

急増する要介護者

高齢化が進む社会では、病院やクリニックなどの医療機関を受診する人が増えます。また、介護サービスにより日常生活を助けてもらう必要がある人が増えることになります。

日本では、介護サービスが必要な人は、まず行政から「要介護認定」を受け、状態に合わせて介護サービスが提供されることになっています。要介護認定は、比較的状態が軽い「要支援1」「要支援2」と、「要介護1」から「要介護5」の7段階に分かれています。要介護認定を受けた人の数は、2015年の450万人から2060年には794万人にまで増加すると推計されています。なお、この数字には、要支援1および2は含まれていません。

要介護者の急増に追いつかない介護職員数

介護サービス需要の増加に伴い、介護職員数も増加の一途をたどっています。「介護保険制度」がスタートした2000年度に54.9万人だった介護職員数は、2016年度には183.3万人にまで増加しています。しかし、日本の高齢化進行に伴い、介護を必要とする人もさらに増えていくことが想定されるため、現在の介護サービスの提供体制で十分とは言えません。「2025年に向けた介護人材にかかる需給推計（確定値）」（厚生労働省）では、2025年度の介護人材の需要見込みが253.0万人に対して、供給見込みは215.2万人しかなく、37.7万人の需給ギャップが発生するとしています。

国も介護人材の確保のために、処遇改善や労働環境の整備につながる施策を展開していますが、やりがいのある仕事である反面、夜勤などがあるきつい仕事でありながら給与水準があまり高くないということもあり、劇的な改善にはつながっていません。

また国は、社会保障財政の逼迫を背景に、「施設から在宅へ」という流れを強めていますが、要介護度の高い高齢者を在宅で介護するために必要な夜間の対応も遅れています。要介護高齢者の在宅生活を24時間支えるサービスを提供できる事業者が増えていないことに加え、医療ニーズが高い高齢者に対して医療と介護との連携も不足しています。

要介護者の増加に対する介護職員の需給ギャップ

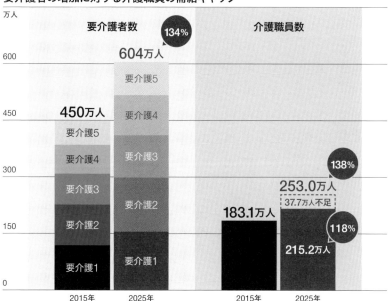

2015年実績と2025年予測の比較において、要介護者の増加に対して、介護職員の供給は追いつかず、37.7万人不足すると見込まれる。「介護分野の最近の動向」（厚生労働省社会保障審議会介護保険部会）、「2025年に向けた介護人材にかかる需給推計（確定値）」（厚生労働省）資料をもとに作成

医師の高齢化と
地域における不足・偏在

医師数は過去最高

「産科医不足により産科を閉鎖した地方病院」や「医師が集まらず高額の報酬を提示した自治体」といったニュースを耳にすると、医師が不足しているというイメージを持つかもしれません。しかし、「平成28年医師・歯科医師・薬剤師調査の概況」（厚生労働省）をみると、医師の数は31万9480人であり、人口10万人当たりでも251.7人と過去最高になっています。医師数は毎年4000人程度増加しているのです。

ではなぜ、医師は増えているのに、「医師不足」がニュースになるのでしょうか。これには、医師の高齢化と地域偏在が大きく関わっています。

医師だって年を取る

日本社会の高齢化は医師にもあてはまります。医師の平均年齢は、2004年には48.2歳でしたが、2018年には50.3歳に上昇しています。日本医師会総合政策研究機構による医師の将来推計でも、2016年には16%だった65歳以上の医師の比率が、2036年には25%に増加すると推計されており、医師の高齢化が着実に進んでいくと見込まれています。高齢の医師が増えると、外科や産科といった24時間の対応を迫られる負担の高い診療科や夜勤のある病院ではなく、医師自身の心身の負担の軽い勤務先を選ぶ傾向が強くなり、必要な人材配置が難しくなっていきます。

都市部に集中する医師

もうひとつの課題は医師の地域偏在です。専門性を高めていきたい医師は、症例数が多く、最先端の医療技術を扱える機会があり、情報も集中している大都市で働きたいと考える人が多くなる傾向があります。また、家族がいる場合は、子どもに高いレベルの教育環境を与えたいということから、地方での勤務を避けることもあります。これにより、全体としての数は十分でも、地域や診療科によっては需要が満たされず、「医師不足」ということが起きてしまっています。しかし、高齢化が進んでいるのは、都市部よりも地方のほうが深刻です。公共交通機関が少なく、自動車しか移動手段のない地域に住む高齢者は、病院に行くことだけでも大変で、本来は享受できる治療になかなかアクセスできない可能性もあるのです。

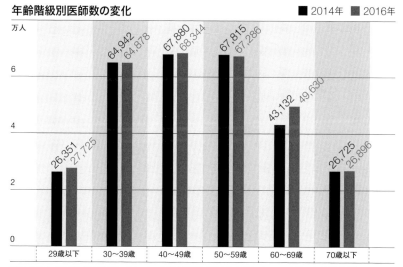

年齢階級別医師数の変化 ■ 2014年 ■ 2016年

2014年と2016年の比較において、医師総数は7914人増加しているが、年齢階級別には、60〜69歳が6498人の増加となり、医師の高齢化が進んでいる。「平成28年医師・歯科医師・薬剤師調査の概況」（厚生労働省）資料をもとに作成。医師数は、医療施設（病院・診療所）に従事する医師を対象とした

04 社会保障費の急騰

社会保障体制に大きな影響を与える高齢化

高齢化は、医療・介護を必要とする人が増加することから、日本の社会保障体制にも大きな影響を与えることになります。2019年度の一般会計予算における一般会計歳出101.5兆円に対して、社会保障関係費が34.1兆円と最も大きな割合（33.6％）を占めています。

また、社会保険料と税金などから年金や医療などに充てられた費用の総額である社会保障給付費は、1990年度には47.2兆円だったものが、2019年度の予算ベースでは123.7兆円にまで増加しています。その内訳は、年金56.9兆円、医療39.6兆円、介護福祉その他27.2兆円となっており、特に、高齢者関係給付費の占める割合が年々大きくなっています。

社会保障給付の約6割は、被保険者・事業主負担の社会保険料ですが、残りの約4割には、社会保障関係費をはじめとする税金が充当されています。社会保険料だけでは給付をまかなえない状況はますます厳しくなり、税負担の割合が高まっていくことが予想されています。

2018年5月に公表された「2040年を見据えた社会保障の将来見通し（議論の素材）－概要－」（内閣官房・内閣府・財務省・厚生労働省）では、2018年度には121.3兆円であった社会保障給付費が、2025年度には140.2〜140.6兆円、2040年度には188.2〜190.0兆円にまで増加すると推計されています。

そのため、継続的な社会保障制度の改革が求められると同時に、医療・介護といった公的サービスを、質は維持しながらも、効率的に運営していくための方法がさらに検討される必要があります。

2019年度一般会計予算(歳出)における社会保障関係費の位置付け

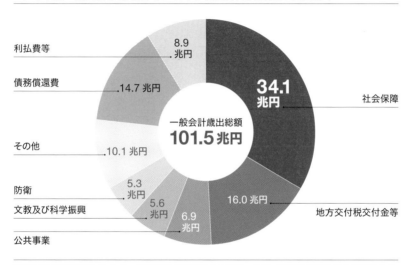

「平成31年度予算のポイント」(財務省)資料をもとに作成。臨時・特別の措置の2.0兆円を含む

2019年度予算における社会保障給付費と負担の現状

<給付>社会保障納付費合計 123.7兆円

年金 56.9兆円(46.0%)	医療 39.6兆円(32.0%)	福祉その他 27.2兆円(22.0%)

<負担>社会保険料+税負担合計 120.3兆円

社会保険料 71.5兆円(59.4%)		税 48.8兆円(40.6%)	
被保険者拠出 37.9兆円(31.5%)	事業主拠出 33.6兆円(27.9%)	国 34.1兆円(28.4%)	地方14.7兆円 (12.2%)

「社会保障給付と負担の現状」(厚生労働省)資料をもとに作成。<負担>のうち、国の34.1兆円が、一般会計歳出の「社会保障」に相当。社会保障給付費合計123.7兆円に対し、社会保険料+税負担合計120.3兆円の不足分3.4兆円は、積立金の運用収入等でまかなう

日本の医療の特徴と健康保険のしくみ

公的医療保険加入を義務付けた「国民皆保険制度」

日本は世界に誇る長寿国であり、また乳幼児の死亡率も 1000 人当たり 1.9 人（「人口動態統計調査」2017 年、厚生労働省）と極めて低い水準であるなど、医療水準は世界でもトップレベルにあります。「OECD Health Statistics 2019」によれば、日本は世界一高齢者の割合が多いにもかかわらず、医療費は GDP 比 10.9% にとどめています。また、1000 人当たりの医師数は 2.4 人と非常に少ないながら、高いレベルの医療を提供できているとされています。

日本の医療制度の特徴は大きく 2 つあります。その第 1 は、「国民皆保険制度」です。国民皆保険制度は、原則として国民全員に公的な医療保険に加入することを義務付けたものであり、1922 年にドイツの保険法をもとに「健康保険法」を制定したのがはじまりとなっています。当初は鉱山労働者など、危険な職場に就く労働者を対象としたものでしたが、徐々に対象範囲を拡大し、「改正国民健康保険法」のもと、1961 年に国民皆保険制度がスタートしました。

海外でも、ドイツやフランス、カナダ、デンマークなどの先進国は国民皆保険制度を設けており、英国は保険料ではなく税金で医療を提供しています。先進国の中で唯一、国民皆保険を適用していなかった米国も、オバマ政権時代に「患者保護並びに医療費負担適正化法」が成立し、民間保険会社を活用して保険適用を義務化しています。一方、アジアやアフリカなどの発展途上にある国々のほとんどは、国民すべてをカバーできる医療制度を持っていません。

急がれる保険制度の財政健全化

私たちは、何らかの公的医療保険に加入することが義務付けられていますが、大別すると、地方自治体が運営する「国民健康保険（国保）」、被雇用者が加入する「協会けんぽ」「組合健保」、公務員が加入する「共済組合」、75歳以上の高齢者を対象とした「後期高齢者医療制度」に分類できます。

保険制度の本来の趣旨からいえば、医療費は保険料でまかなうことになります。「協会けんぽ」「組合健保」「共済組合」では、加入者の平均年齢が若くて健康な人が多いため、支出する医療費が少なく、保険財政は比較的健全です。「国民健康保険」は、平均年齢が高い自営業や農業・漁業等の従事者、失業中の人などが加入者となり、保険料に対して医療費支出が多く、税金が投入されています。「後期高齢者医療制度」も高齢者が対象となるため、多くの税金が投入されています。高齢化だけでなく、高額の薬剤や治療も増えており、税金による負担は年々増加していることから、制度全体の財政健全化が急務となっています。

公的医療保険の比較

	国民健康保険 (市町村国保)	協会けんぽ	組合健保	共済組合	後期高齢者 医療制度
加入者数 (2015年3月末)	3303万人	3639万人	2913万人	884万人	1577万人
加入者平均年齢 (2014年度)	51.5歳	36.7歳	34.4歳	33.2歳	82.3歳
加入者一人 当たり医療費 (2015年度)	33.3万円	16.7万円	14.9万円	15.2万円	93.2万円
公費負担額 (2017年度予算ベース)	4.3兆円 (うち、国3.1兆円)	1.1兆円 (全額国費)	739億円 (全額国費)	なし	7.8兆円 (うち、国5兆円)

「我が国の医療保険について」（厚生労働省）資料をもとに作成

医療機関を自由に選択できる「フリーアクセス」

日本の医療制度の第2の特徴は、「フリーアクセス」です。フリーアクセスとは、患者の意思で受診する医療機関を自由に選択できる制度です。日本人にとってみれば、当たり前の制度とみなされていますが、先進諸外国において医療機関へのアクセスが日本ほど自由にできる国はほとんど見られません。

たとえば、英国では医療は税金でまかなわれているため、基本的に受診の際の自己負担はありませんが、国民は自分の住む地域のGP（General Practitioner）と呼ばれる「かかりつけ医」に登録しなくてはなりません。もし、病気になった場合には、このGPに最初に受診し、GPが高度な専門医療が必要であると判断した場合のみ、専門医や総合病院に紹介されます。GPの受診も予約が必要となりますので、すぐに受診はできず待つことになります。専門医や総合病院に紹介してもらっても、やはり予約待ちによりすぐには受診できません。

ドイツやフランスなども同様のシステムであり、日本のように「テレビで見た○○先生に診てもらいたい」と、はじめから大学病院を受診することや、診断結果に納得できずに病院をいくつも回るといったことは、日本のフリーアクセス制度によってのみ可能になっているのです。

フリーアクセス制度の問題点

患者が自由に医師を選択できるフリーアクセス制度は、私たちにとっては大きなメリットがありますが、一方で、医療資源を無駄遣いし、結果として医療従事者への負担を増大させるという負の部分

を持っています。「OECD Health Statistics 2019」によれば、日本人の1人当たりの年間受診回数は12.6回で、OECD（→ P.036）平均6.6回のほぼ2倍となっています。一方、1000人当たりの医師数は2.4人で、OECD平均を下回っており、医師へ大きな負担がかかっていることは明らかです。

また、一般的に日本人は「かかりつけ医」を持たず、MRI（→ P.036）などの先端医療機器が整っている大病院を好む傾向があります。このため、本来専門的な医療を提供するはずの大病院において、症状が軽度の患者が増え、慢性的な医師不足を起こす要因にもなっています。欧米のように医療機関の機能分化が浸透しておらず、患者が医療機関を選択するための適正情報を十分に持っていないことも一因として挙げられます。

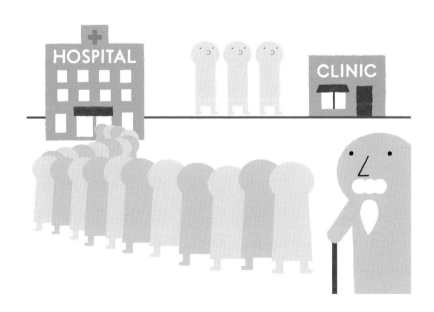

日本の介護の特徴と 介護保険のしくみ

介護の社会化のはじまり

日本において高齢者に対する福祉政策が本格化したきっかけは、1963年に制定された「老人福祉法」にあります。その第一条には、「この法律は、老人の福祉に関する原理を明らかにするとともに、老人に対し、その心身の健康の保持及び生活の安定のために必要な措置を講じ、もつて老人の福祉を図ることを目的とする。」と明記され、高齢者福祉の最も基本的な法律となっています。この法律をもとに、国と地方自治体が高齢者福祉政策の担い手となり、**特別養護老人ホーム**（→ P.036）の建設などの施策が進められてきました。

しかし、介護を必要とする高齢者数の伸びに対して、介護の担い手がいない家庭が多くなったことや、国や地方自治体から提供される特別養護老人ホーム等の介護施設の定員不足から、病気は治っても病院に入院しつづける「社会的入院」といった状況も生まれてしまいました。

寝たきりや認知症高齢者の増加、介護期間の長期化などにより、介護に対するニーズが増大する一方、核家族化の進行や介護する家族の高齢化など、介護を支えてきた家族をめぐる状況も変化してきました。そこで、介護に対する社会的支援として新しい介護保険制度が構想され、1997年の「介護保険法」制定につながりました。これは、高齢者の介護を家族だけで負担するのでなく、社会全体で支えあう「介護の社会化」に向けた大きな一歩となりました。

介護保険制度のしくみ

介護保険制度の第1の特徴は「自立支援」です。高齢者の自立を支援することが介護保険の目的であり、施設に入所して介護サービスを受ける場合だけでなく、住み慣れた地域で高齢者が生活を続けられるように支援していくことも重要なサービスとなっています。

介護保険は、全国の市町村と東京23区（以下、市区町村）が介護保険の実施主体である保険者となり、被保険者が支払う介護保険料と国や地方自治体からの税金で運営されています。65歳以上の第1号被保険者、40歳から64歳までの第2号被保険者が介護保険料を支払い、介護サービスや介護予防サービスを利用した場合には、サービス利用額の1割を自己負担することになります。ただし、前年度の所得に応じて、自己負担率が2割あるいは3割になります。

介護保険制度のしくみ

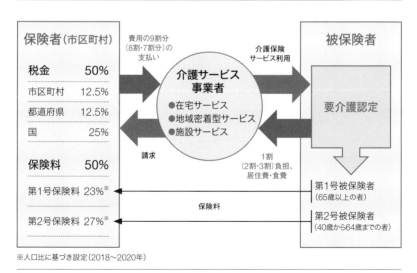

「介護保険制度の仕組み」（厚生労働省）資料をもとに作成

「要介護認定」までの流れ

介護保険の給付を受けるためには、市区町村に申請して「要介護認定」を受ける必要があります。介護保険制度では、寝たきりや認知症等で常時介護を必要とする「要介護」状態になった場合や、家事や身支度等の日常生活に支援が必要な「要支援」状態になった場合に、介護サービスを受けることができるとしており、この要介護状態や要支援状態にあるかどうか、あるとすればどの程度かの判定を行うのが要介護認定です。

要介護認定には、市区町村の職員か市区町村から委託を受けた居宅介護支援事業者または介護保険施設の職員が、申請者の自宅や病院等に訪問して「認定調査」を行います。認定調査では、申請者の心身の状況についての調査と「特記事項」が記されます。また、申請者の主治医に疾病や負傷の状態についての意見書作成を依頼します。認定調査と主治医の意見書内容を、要介護認定を判定するシステムに入力し、介護にかかる時間（要介護認定等基準時間）を一次判定結果として算出し、この結果が「介護認定審査会資料」になります。

二次判定では、介護認定審査会資料と特記事項、主治医意見書の３つの資料を個人名が特定されない状態にし、保険・医療・福祉の学識経験者で構成される介護認定審査会において、要介護度および認定有効期間が判定されます。要介護認定は介護保険の給付額に結びつくことから、その基準については全国一律に客観的に定められており、「自立」「要支援」「要介護」のいずれの状態にあるかが判断されます。要支援状態にある場合には「要支援1」「要支援2」のいずれかに、要介護状態にある場合には「要介護1」から「要介護5」の5段階に分けられます。二次判定で「要支援」「要介護」認定を受けられれば、介護サービスの利用が可能となります。

要介護認定の基準

	心身に関する状態の例 「身体機能・起居動作」「生活機能」「認知機能」「精神・行動障害」「社会生活への適応」
要支援1	日常生活の基本的なことは、ほぼ自分で行うことができ、一部に介助が必要とされる状態。適切な介護サービスを受けることで、心身の機能の維持・改善が見込める
要支援2	要支援1よりも、歩行などの運動機能に若干の低下が見られ、介助が必要とされる状態。適切な介護サービスを受けることで、心身の機能の維持・改善が見込める
要介護1	自分の身の回りのことはほとんどできるものの、要支援2よりも運動機能や認知機能、思考力や理解力が低下し、部分的に介護が必要とされる状態
要介護2	要介護1よりも日常生活能力や理解力が低下し、食事や排泄など身の回りのことについても介護が必要とされる状態
要介護3	食事や排泄などが自分でできなくなり、ほぼ全面的に介護が必要な状態。立ったり歩いたりできないことがある
要介護4	要介護3よりも動作能力が低下し、日常生活全般に介護が必要な状態
要介護5	自分ひとりで日常生活を送ることがほぼできず、食事や排泄のほか、着替え、寝返りなど、あらゆる場面で介護が必要とされる。意思の疎通も困難な状態

上記、心身に関する状態と介護にかかる時間（要介護認定等基準時間）が要介護認定の基準となる

介護保険制度の第2の特徴は「利用者本位」です。実際の介護サービスは、民間の居宅介護支援事業者が行うため、利用者や家族はケアマネジャー（介護支援専門員）と相談しながら、どの居宅介護支援事業者がよいかを選択し、ケアプラン（介護サービス計画）を作成してもらいます。ケアマネジャーは、要介護者や要支援者からの相談に応じるとともに、心身の状況に応じた介護サービス（訪問介護、デイサービスなど）を受けられるケアプランの作成や、市区町村・サービス事業者・施設等との連絡調整を行う者とされています。介護保険では、「要介護度別の支給限度基準額」として、1か月当たりのサービス利用合計の上限額が定められており、その限度額の範囲内で、介護を受けるために必要なサービスを組み合わせていくことになります。

Chapter 1

07 急性疾患から慢性疾患へ

高齢化と疾病構造の変化

「人口動態統計」（厚生労働省）によれば、1950年頃までは主な死因の上位を占めていた結核のような感染症による急性疾患は減少し、がん（悪性新生物）や心疾患といった慢性疾患が増加しています。また、病院や診療所などの医療機関を利用する患者がどのような傷病名で入院したり、外来で治療したりしているかを調査した「患者調査」（厚生労働省）でも、高血圧性疾患が3割を占め最も多く、ほかにも糖尿病、脂質異常症といった「生活習慣病」と呼ばれる慢性疾患が上位を占めるようになりました。高齢化は疾病構造も変化させています。

主要死因別死亡数の変化（1950〜2010年）

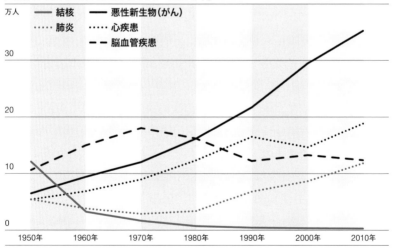

1950年と2010年の死因別死亡数の比較において、結核は1.7％に激減、悪性新生物は548.7％と激増している。「人口動態統計」（厚生労働省）資料をもとに作成

企業の健康診断でも、40歳を超えると「メタボ検診」と呼ばれる特定検診が実施されるようになったのも、生活習慣病の予防が目的となっています。

病院のあり方も変わる

疾病構造が変化する中で、医療提供体制の見直しも必須であり、医療資源を効果的かつ効率的に活用するために進められているのが、病床の機能再編です。政府は、2025年に向けて「地域医療構想」を進め、地域ごとに効率的で不足のない医療提供体制を構築することを目指しています。しかし、従来の医療計画では、病床数の過不足だけに焦点が当たっており、その病床がどのような機能を持つかについては重視されていませんでした。

病床の機能は大きく、高度急性期機能、急性期機能、回復期機能、慢性期機能の4つに分類されます。病床を持つ医療機関は、それぞれの病床がどのような機能を持っているかを都道府県に報告することで、一般病床について機能分化を進め、病気が発症した直後の急性期の患者向けの病床を減らしていこうとしています。都道府県では、病院から報告された情報を分析し、地域全体として必要な医療機能がバランスよく提供される体制を構築していくことになります。

一方で、都道府県が作成する計画には強制力はないため、急性期病床の削減が遅々として進まないという面もあります。厚生労働省は、2019年9月、424の公立病院と公的医療機関病院等について「具体的対応方針の再検証の要請対象となる医療機関」とする分析をまとめ、病院名を公表しました。このような公表は非常に珍しく、高齢化に伴う病床の機能再編も待ったなしの状況であると言えるでしょう。

Chapter 1

08

平均寿命と
健康寿命のギャップ

平均寿命ー健康寿命＝不健康な期間

「平均寿命」には、たとえば、寝たきりとなってベッドの上だけで過ごすという期間も含まれます。平均寿命において、日本はすでに世界トップレベルとなっていますが、今後目指すべきは平均寿命の延伸ではなく、健康で活き活きと活動できる期間である「健康寿命」の延伸です。

2018年の日本人の平均寿命は、男性が81.25歳、女性が87.32歳で、2017年に比べて、男性は0.16歳、女性は0.05歳延びており、男性は7年連続、女性が6年連続、過去最高を更新しています。平均寿命の延びは今後も続き、2065年には、男性84.95歳、女性91.35歳となると予測されています。

それでは、健康寿命はどれくらいなのでしょうか。厚生労働省は、2016年の健康寿命は男性72.14歳、女性74.79歳だったと公表しています。これは、2010年と比べて延びていますが、平均寿命と健康寿命には約10年のギャップがあります。この差は、日常生活に制限のある「不健康な期間」を意味し、介護などが必要となる期間であるとも言えます。平均寿命と健康寿命のギャップを小さくすることは、個人の生活の質の低下を防ぐとともに、社会保障負担の軽減も期待されるため、今後の大きな課題となっています。

新しい高齢者像「アクティブシニア」

一般的には、65歳以上という年齢区分で「高齢者」を分類しますが、健康で活き活きと活動しつづける高齢者も増加しています。健康や体力を維持し、経験から培った知恵やノウハウを豊富に有した活動的な高齢者は「アクティブシニア」と呼ばれ注目されています。

文部科学省が実施している「新体力テスト」の65歳〜79歳対象では、ADL（日常生活活動テスト）に関する質問表に加えて、握力、上体起こし、長座体前屈、開眼片足立ち、10m障害物歩行、6分間歩行の実技を行っています。それぞれの実技は、その結果を1〜10点の得点で表しますが、その合計点は上昇傾向にあります。

楽しめる趣味を持ち、地域活動やボランティアなどにより積極的に社会と関わることは、心身の機能低下を抑制することが明らかになっています。また、働き盛り世代においても、定年退職後の人生を見据えたライフスタイルの見直しを早めに行っていこうという考えも生まれてきています。

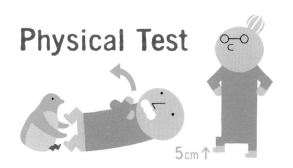

09 ヘルスケア改革 ①
治療から予防へ

社会保障費の増加を抑制する

医療・介護にかかる社会保障費が増加する中で、国は大きく「治療から予防へ」と政策の舵を切っています。従来から、疾病に対して早期発見・早期治療が重要であると言われていましたが、さらに進めて、病気にならないように予防することに重点が置かれるようになってきています。これは、私たち日本人がよくかかる病気である高血圧性疾患や糖尿病、脂質異常症といった慢性疾患が、生活習慣の見直しにより予防できる可能性が高いことも大きな理由のひとつです。

また、疾病別の死因の第1位である「がん」も、新しい抗がん剤の開発等により治療効果が上がったことで、「不治の病」ではなく、治療を続けながら長く付き合っていく病気になっています。実は、日本は人口比におけるがんの死亡割合が世界でも高く、「がん大国日本」と呼ばれる状況にあります。がん予防には、がん検診が大きな役割を果たしますが、なかなか検診率が上がりません。そこで厚生労働省では、企業と連携してがん検診受診率向上を推進する「**がん対策推進企業アクション**」(→ P.036) を実施しています。この目標は受診率50%以上です。

このように、効果の高い予防策を選択することで、予防にかかる費用を治療にかかる費用よりも小さくし、社会保障費の増加を抑制することにもつなげることができるでしょう。

生活の質の向上と労働力不足対策

治療から予防へのシフトは、私たちの生活の質「QOL（Quality of Life）」（→ P.116）にも大きく影響するものです。治療できる病気であっても、治療中は体力・気力を奪われ、仕事も休まざるを得ないかもしれません。国が提唱する「一億総活躍社会」では、がん等の病気を抱える患者や不妊治療を行う夫婦が活躍できる環境を整備し、治療状況に合わせた働き方ができるようにしていくことが掲げられています。また、人生 100 年時代を見据えて、高齢者の希望に応じた多様な就労機会も確保するとされています。少子高齢化による労働力不足が懸念される中、予防によりいつまでも元気に活動できる人を増やすことは、日本の経済にとっても重要なこととなっています。

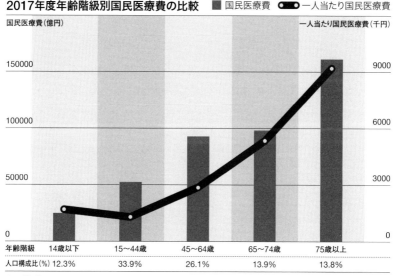

2017年度年齢階級別国民医療費の比較　■ 国民医療費　◯━◯ 一人当たり国民医療費

年齢階級	14歳以下	15〜44歳	45〜64歳	65〜74歳	75歳以上
人口構成比(%)	12.3%	33.9%	26.1%	13.9%	13.8%

人口構成比が 27.7% の 65 歳以上で、国民医療費の 60.3% を占めている。国民医療費は、医科診療医療費・歯科診療医療費・薬局調剤医療費の合計値。「平成 29 年度国民医療費の概況」（厚生労働省）資料をもとに作成

Chapter 1

ヘルスケア改革 ②

10 | 施設から在宅へ

求められる「多死社会」への適応

高齢者が増加するということは、多くの人が亡くなる「多死社会」がやってくることになります。「人口動態統計」（厚生労働省）によれば、2018年の年間推計死亡者数は136万9000人となっています。1970年には約71万人であった年間死亡者数のほぼ倍となっており、増加の一途をたどっています。現在の日本は、多くの人が亡くなる状況に社会が適応していくことが必要となっているのです。

2018年3月に公表された、「人生の最終段階における医療に関する意識調査」（厚生労働省）では、「末期がんで、食事や呼吸が不自由であるが、痛みはなく、意識や判断力は健康なときと同様の場合」、医療・療養を受けたい場所も最期を迎えたい場所も「自宅」との回答が最も多くなりました。しかし、実際に亡くなる場所とは大きなギャップがあり、「人口動態調査」の死亡の場所別にみた死亡数・構成割合の年次推移によれば、自宅で亡くなっている人は13.2％（2017年）しかおらず、多くの人は病院で亡くなっているのです。

在宅での医療・介護を可能にするしくみの必要性

高齢化の急速な進展によって特別養護老人ホーム（特養）などの公的な介護保険施設は不足しており、急性期医療が中心であった病院も多死社会への対応ができていないことが、施設から在宅への政策転換の背景とも言えます。

「医療施設調査」（厚生労働省）において、2017 年 9 月中の在宅医療サービスの実施状況をみると、「医療保険等による在宅サービスを実施している」病院は 5328 施設（病院総数の 63.3%）、「介護保険による在宅サービスを実施している」病院は 2630 施設（病院総数の 31.3%）です。さらに、「在宅における看取りまで実施している」施設数となると、病院で 583 施設（病院総数の 6.3%）、一般診療所で 4729 施設（一般診療所総数の 4.7%）しかありません。しかも、24 時間対応体制で在宅医療を提供する「在宅療養支援診療所」や「在宅療養支援病院」の数はまだ少なく、現在、医療機関で担っている終末期ケアを在宅に移すことは容易ではないのです。

また、看護や介護においても夜間の対応の必要性が高まっていますが、要介護高齢者の在宅生活を 24 時間支える「定期巡回・随時対応型訪問介護看護」を提供している事業者数も伸びていません。2016 年 4 月現在、全国で 633 事業者がサービスを実施しているだけであり、事業者がいない地域も存在しているのが現状です。

在宅医療の体制

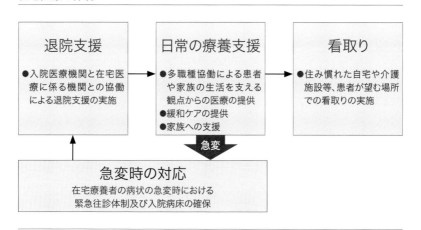

「在宅医療・介護の推進について」（厚生労働省）資料をもとに作成

患者・市民中心の
ヘルスケア「地域包括ケア」

住み慣れた地域で最期まで続ける自分らしい暮らし

「地域包括ケアシステム」とは、国が進める「社会保障と税の一体改革」の中心施策のひとつです。厚生労働省は、団塊の世代が75歳以上となる 2025 年を目途に、高齢者の尊厳保持と自立生活支援の目的のもと、可能な限り住み慣れた地域で、自分らしい暮らしを人生の最期まで続けることができるよう、住まい・医療・介護・予防・生活支援が一体的に提供される、地域の包括的な支援・サービス提供体制の構築を推進しています。

おおむね 30 分以内に必要なサービスが提供される日常生活圏域（具体的には中学校区）をひとつの単位として想定しており、医療は医療機関、介護は介護事業者、福祉は自治体、民間サービスは企業がという、縦割りの中で実施されていた従来のサービスが、利用者・患者を中心としたシステムに再構築されることになります。

地域包括ケアシステムは、①住まいと住まい方、②生活支援・福祉サービス、③介護、④医療、⑤予防の５つの構成要素を「自助・互助・共助・公助」によって実現していこうとしています。

「自助」には、自らの健康管理（セルフケア）や市場サービスの購入が含まれます。「互助」の中には、高齢者によるボランティアや生きがい就労があります。介護保険に代表される社会保険制度およびサービスが「共助」となり、一般財源による高齢者福祉事業等や生活保護が「公助」に相当します。

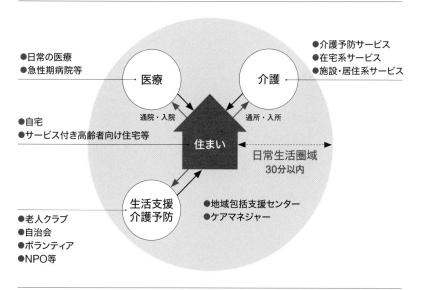

●日常の医療
●急性期病院等

医療

●介護予防サービス
●在宅系サービス
●施設・居住系サービス

介護

通院・入院

●自宅
●サービス付き高齢者向け住宅等

住まい

通所・入所

日常生活圏域
30分以内

生活支援
介護予防

●地域包括支援センター
●ケアマネジャー

●老人クラブ
●自治会
●ボランティア
●NPO等

地域包括ケアシステムは、おおむね30分以内に必要なサービスが提供される日常生活圏域を単位として想定。「地域包括ケアシステム」（厚生労働省）資料をもとに作成

地域のすべての住民のために

元来、地域包括ケアシステムは高齢者に限定されるものではなく、障害者や子どもを含む、地域のすべての住民のためのしくみであり、すべての住民の関わりによる実現が求められています。また、保険者である市区町村や都道府県が、地域の自主性や主体性に基づき、地域の特性に応じてつくり上げていくこととなっており、各自治体は、地域ごとに異なる医療・介護資源等の状況を把握して、対策を講じていく必要があります。しかし、センシティブな情報を取り扱うだけに、多様なステークホルダー（利害関係者）間の情報共有が容易でないことや、自治体にEBPM（→ P.036）を行うためのデータ収集・分析力が不足しているなど課題も多く、2025年までの実現に向けて加速化が必要となっています。

用語解説

➤ **OECD**（Organisation for Economic Co-operation and Development、経済協力開発機構）

1961 年、欧州と北米が対等のパートナーとして自由主義経済の発展のために協力を行う機構として設立された国際機関。本部をパリに置き、英国やフランス、ドイツ、米国など 20 の原加盟国と、1964 年に加盟した日本など 16 のその後の加盟国の合計 36 か国からなる。世界最大のシンク・タンクであり、経済・社会の幅広い分野において多岐にわたる活動を行っている。

➤ **MRI**（Magnetic Resonance Imaging、磁気共鳴画像法）

X 線は使用せず、強い磁石と電磁波を使って体内の状態を断面像として描写する検査方法。特に、脳や脊椎、四肢、子宮・卵巣・前立腺といった骨盤内の病変に関して優れた検出能力を持つ。

➤ **特別養護老人ホーム**（略称：特養）

介護老人福祉施設とも呼ばれ、社会福祉法人や地方自治体が運営する公的な介護保険施設。在宅での生活が困難になった要介護 3 以上（特例の要介護 1・2）の高齢者が入所でき、原則として終身にわたって介護が受けられる。2017 年 3 月時点で、9726 施設に 57.7 万人のサービス受給者が入所しているが、29.5 万人の待機者がいるとみられている。

➤ **がん対策推進企業アクション**

「がん検診」受診率を 50%以上に引き上げることを目標に、企業や団体が率先して「がん検診」受診の大切さを呼びかけ、がんになっても働きつづけられる社会の構築を目指す国家プロジェクト。

➤ **EBPM**（Evidence Based Policy Making）

日本政府の文書では「証拠に基づく政策立案」と翻訳され、内閣府取組方針では「政策の企画立案をその場限りのエピソードに頼るのではなく、政策目的を明確化したうえで政策効果の測定に重要な関連を持つ情報やデータ（エビデンス）に基づくものとすること」とされている。

Chapter 2

ヘルスケアで進む
デジタル化の
インパクト

ICT や AI、IoT などの先端科学技術を活用した「デジタルヘルス」は、コスト削減と質の維持を両立させるヘルスケア改革の切り札として期待が高まっています。

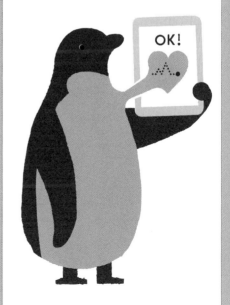

01 デジタルヘルスとは

先端技術によるヘルスケア分野の改革

ICT（Information and Communication Technology）や、AI（Artificial Intelligence）、IoT（Internet of Things）などの先端デジタル技術を活用して、新しい製品やサービスを生み出す動きは、医療・介護や健康管理の領域にも広がりを見せています。これらの先端デジタル技術によるヘルスケア分野の改革は、「デジタルヘルス（Digital Health）」や「ヘルステック（HealthTech）」「eヘルス（eHealth）」などの名称で呼ばれていますが、明確な定義はありません。本書では、各省庁から発行される文書や医療・介護の現場で使われる頻度の高い「デジタルヘルス」の名称を本文中に使用し、書名は、一般に馴染みの深い「ヘルスケア」と「デジタル」を組み合わせた「デジタルヘルスケア」としています。

FDA（Food and Drug Administration、米国食品医薬品局）によると、「デジタルヘルスは、スマートフォンやSNS、アプリケーションなどのデジタル技術によって、患者や消費者が健康や健康関連の活動をより管理・追跡しやすくするものであり、人・情報・技術およびコネクティビティが融合することで、医療と健康成果を向上させるもの」とされています。しかし広義には、医療現場で使用される高精度な分析・診断支援や、電子カルテシステムや医事会計システムなど間接業務の効率化のためのしくみ、心拍数などの**バイタルデータ**（→ P.070）が管理できるスマートウォッチのような、一般消費者が気軽に使える健康管理・増進のための製品やサービスなど、非常に広い範囲がデジタルヘルスに含まれます。

すでに身近なデジタルヘルス

「デジタルヘルス」という言葉は難しそうに感じるかもしれませんが、私たちは自分では気づかないうちに、すでにデジタルヘルスに触れています。たとえば、毎日のように使う体重計は、どんどん多機能化してきており、ただ体重を測るだけではなく、体脂肪率や基礎代謝量、骨格筋率などを計算してくれるものもあります。さらに、スマートフォンのアプリと連動させることで、これらのデータの変動を記録して健康管理に利用したり、目標体重を設定してダイエットをサポートしたりする機能を持つものもあります。

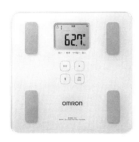 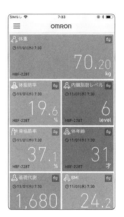 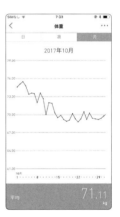

オムロン体重体組成計「カラダスキャン」は、測定データを専用アプリ「OMRON connect」に転送して、体重や体脂肪率、骨格筋率などを確認・管理することができる（画像提供：オムロンヘルスケア）

デジタルヘルスがもたらすメリット

一人ひとりの状態に合わせる個別化医療

ヘルスケア分野のデジタル化が私たちにもたらす最も大きなメリットは、一人ひとりの状態に合わせた最適のケアを可能にすることにあります。これは「個別化医療（Personalized Medicine）」とも言われています。従来の医療では、「インフルエンザ」と検査で判定されれば、「抗インフルエンザウイルス薬を何日分処方」といったように、疾患によってある程度決まった治療法が選択されてきました。しかし近年、同じ疾患であっても、その状態は一人ひとり異なるため、画一的な治療法の適用が必ずしも最適な方法ではないということがわかってきました。

個別化医療が進んでいるのが「がん治療」です。患者のがん細胞内の遺伝子を解析することで、その患者にとって最も効果を発揮でき、副作用も最小化できる抗がん剤を選択するといったことが行われるようになっています。効果的で効率的なケアを選択することは、かかる費用の適正化につながり、ひいては社会保障費の伸びを抑制することにもつながると考えられます。

ヘルスケア従事者の負担軽減

デジタルヘルスは、医療や介護の現場で働く人々の負担軽減にも効果を発揮します。医療の現場では、MRI や CT（→ P.070）による撮影画像を読影する放射線医や病理医が不足していますが、ICT を活用すれば、遠隔にいる専門医に画像を読影してもらって、専門的な

知見を得ることができます。さらに、AIによる画像診断支援も可能となってきており、特に医師不足に悩む地域にとって大きなメリットになっています。

介護の現場では、ロボットを活用した介護スタッフの負担軽減も行われています。脳疾患の後遺症による麻痺や加齢による身体機能の低下により、歩行や移乗ができない高齢者を介護する機会の多いヘルパーには、腰痛を抱える人が多くなっています。そんな人には、HAL®腰タイプを身体に装着して腰部にかかる負荷を低減させることで、腰痛を引き起こすリスクを減らすこともできるでしょう。

このように、デジタルヘルス分野には従来の医療機器メーカーだけでなく、異業種やスタートアップ企業からの参入も増えています。ヘルスケア産業の市場規模は、2016年の約25兆円から、2025年には約33兆円に拡大すると予測されています（経済産業省推計）。

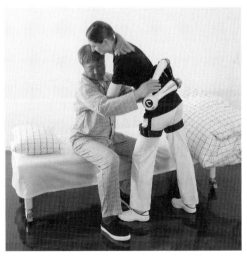

介護の現場で活躍するサイバーダイン社のロボットスーツ「HAL®腰タイプ介護・自立支援用」（画像提供：Prof. Sankai, University of Tsukuba / CYBERDYNE Inc.）

日本で進む
データヘルス改革

ICTを活用した次世代型保健医療システムの構築

日本におけるデジタルヘルスへの取り組みのベースとなっているのが、「保健医療分野における ICT 活用推進懇談会」（厚生労働省）の提言です。保健医療ニーズの増大・多様化に対応するためには、ICT 等を活用して、医療の質や価値、安全性、パフォーマンスを飛躍的に向上させることが必要であるとの問題意識から、『ICT を活用した「次世代型保健医療システム」の構築に向けて – データを「つくる」・「つなげる」・「ひらく」 – 』という提言が、2016 年 10 月に公表されています。そして、この提言内容は政府の成長戦略にも反映され、国全体で取り組むべき目標となりました。

また 2017 年 1 月には、この提言を実現するために、厚生労働省内に「データヘルス改革推進本部」が設置され、健康・医療・介護の分野横断的な ICT 活用が大きく動き出しています。データヘルス改革推進本部では、健康・医療・介護の分野を有機的に連結した ICT インフラを 2020 年度から本格稼働させるため、部局横断的な検討を進めていくことになっており、データヘルス改革における 8 つのサービス提供を目指した取り組みを進めています。

データヘルス改革関連の予算は、2018 年度の 171.7 億円から 2019 年度には 721.8 億円へと大幅増となっており、国の重要な施策となっていることがわかります。

新たなデータヘルス改革が目指すヘルスケアの未来

データヘルス改革は、2021 年以降、新たな取り組みがスタートします。新たなデータヘルス改革では、「国民・患者・利用者」目線に立って取り組みを加速化するとともに、個人情報保護やセキュリティ対策を徹底し、費用対効果の視点も踏まえることになっています。

具体的には、2020 年度の提供を目指してきた 8 つのサービスを、①ゲノム医療・AI 活用の推進、②自身のデータを日常生活改善等につなげる PHR（→ P.054）の推進、③医療・介護現場の情報利活用の推進、④データベースの効果的な利活用の推進の 4 つに集約して、国全体でさらに取り組みを進めていくことになっています。これは、ヘルスケアにおけるデジタル化を大きく後押ししていくものになります。

今後のデータヘルス改革の進め方

1	ゲノム医療・AI 活用の推進	●全ゲノム情報等を活用したがんや難病の原因究明、新たな診断・治療法等の開発、個人に最適化された患者本位の医療の提供 ●AI を用いた保健医療サービスの高度化・現場の負担軽減
2	自身のデータを日常生活改善等につなげる PHR の推進	●国民が健康・医療情報等をスマホ等で閲覧 ●自らの健康管理や予防等に容易に役立てることが可能に
3	医療・介護現場の情報利活用の推進	●医療・介護現場において、患者等の過去の医療等情報を適切に確認 ●より質の高いサービス提供が可能に
4	データベースの効果的な利活用の推進	●保健医療に関するビッグデータの利活用 ●民間企業・研究者による研究の活性化、患者の状態に応じた治療の提供等、幅広い主体がメリットを享受

「今後のデータヘルス改革の進め方について（概要）」（厚生労働省）資料をもとに作成

Chapter 2
04 要となる ヘルスケア分野のID

社会保障や税、災害対策に限定されるマイナンバー

ヘルスケア分野のデジタル化を進める上で重要となるのが、「ID（Identifier、識別子）」です。一般に、病院やクリニックで診療を受ける際には、その医療機関が発行する診察券をつくってもらいます。その診察券には、その医療機関独自のIDが記載されて、カルテ情報等はそのIDで管理されることになります。また、別の病院に行けば、同じように、その医療機関独自のIDが付与されて、そのIDでカルテ情報等が管理されることになるでしょう。

ではもし、あなたが大きな病気にかかり、過去のカルテ情報を集める必要が生じた場合、どのようにすれば、さまざまな医療機関にあるカルテ情報があなたのものだと証明できるでしょう。氏名と住所だけでは、結婚して苗字が変わったり、転居したりすることがあるため、情報を連携するための時間や手間は大きな負担になります。そこで、さまざまな場所に保管されている情報を、正確に個人を識別し、コストをかけずに連携するためのIDが必要となります。

行政を効率化し、国民の利便性を高め、公平公正な社会を実現する社会基盤となっている「マイナンバー」は、個人ごとに異なる12桁の番号を付与することで、社会保障や税、災害対策の分野に限定して、効率的に情報を管理し、複数の機関が保有する個人の情報が同一人の情報であることを確認するために活用されています。しかし、センシティブな情報を扱う医療分野には、マイナンバーとは別の番号（ID）を使うことが法律で定められています。

被保険者番号履歴による個人の識別

質の高い医療サービスの提供や、国民自らの健康管理などのための情報の利活用の観点から、医療分野における情報化の推進が重要であり、そのためには、医療分野における情報連携の基盤となる ID が提供されることが必要となります。そこで、厚生労働省では、これらの基盤やシステムの安全性確保のあり方などについて検討を行うため「医療等分野情報連携基盤検討会」を設置し、医療分野における情報連携の ID について検討を行い、「被保険者番号履歴」を活用することとしました。

従来の健康保険証は世帯単位となっており、健康保険証に記載されている被保険者番号は、家族全員同じ番号になっていました。そのため、たとえば、被保険者番号が「1234567」であった場合、その保険に加入している親も扶養されている子どもも同じ番号になり、個人を識別することはできませんでした。そこで、被保険者番号に2桁の枝番を新たに追加することで、2020年度から順次、個人単位化することになりました。

個人単位の2桁番号つきの保険証様式（イメージ）

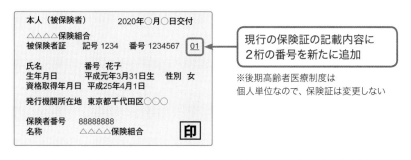

「データヘルス改革で実現するサービスと工程表（平成 31 年 2 月 26 日現在）」（厚生労働省）資料をもとに作成

ただし、現在の健康保険制度では、転職したり、失業したりした場合、加入する保険者が変わってしまいます。そこで、保険者をまたがる形で、その履歴を一元的に管理するしくみの導入が必要となります。被保険者番号が個人単位で一元的に管理されることにより、転職などで加入する保険者が変わっても、被保険者番号履歴を用いて個人を識別することが可能になります。医療情報等の共有・収集・連結を行う場合は、必要に応じて、被保険者番号履歴の管理・提供を行う主体（履歴管理提供主体）から対象者の被保険者番号履歴の提供を受けることができるしくみの整備を目指しています。被保険者番号履歴の利用場面としては、医療分野における研究目的のためのデータでの医療情報等の収集・連結や、医療機関等の間での患者の健診・診療・投薬情報の共有が想定されています。

被保険者番号履歴の利用目的の明確化と安全管理措置

履歴管理提供主体から被保険者番号履歴の提供を受けることができるのは、センシティブな医療情報を取り扱うことから、原則として、被保険番号履歴の利用目的が法令等において明確にされていること、適切な安全管理措置が講じられていることなど、一定の基準に該当する者に限定されます。これにより、個人単位化される被保険者番号について、個人情報保護法に基づき適切な取り扱いを確保しつつ、本人が関与しないところで流通・利用されることを防いでいくことになります。また、ガイドラインの制定や被保険者に対する周知等を含め、実効性を高めるための措置も検討されています。効率的な業務実施の観点からは、医療保険制度において、被保険者番号を一元的に管理する主体が履歴管理提供主体となることが合理的であると考えられるとしており、社会保険診療報酬支払基金などの組織が履歴管理提供主体になることが想定されています。

課題となる健康・介護分野への対応

国は、被保険者番号履歴を個人IDとして利用することで、医療分野でのデジタル化を進めていこうとしていますが、まだ課題も残っています。そのひとつが、医療保険制度の被保険者番号を利用していない健康・介護分野への対応です。これらの分野は密接に関係しており、たとえば、健康寿命について分析したいと考えても、医療は医療だけ、介護は介護だけといったデータでの分析では、限定的な結果しかもたらさないことは想像できます。真のデジタル化を進めるためには、広義のヘルスケア領域をカバーできるIDのあり方について、さらに検討を進めていくことが必要でしょう。

さまざまな個人ID

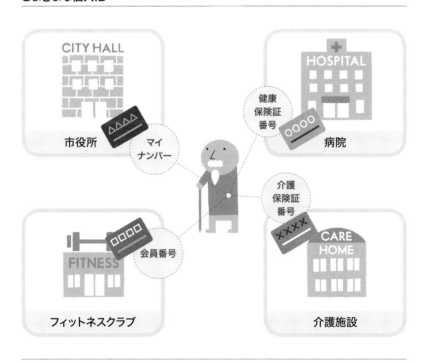

ヘルスケアデータを 電子化して活用するEHR

アナログからデジタルに置き換わるヘルスケアデータ

ヘルスケア分野で進むデジタル化は、病院の診察室の風景も変えてきました。医師が患者から症状を聞き取り、それを紙のカルテに書き込むという形から、デスクに置かれたコンピュータにキーボードで打ち込んでいる姿を見ることのほうが多くなっているかもしれません。さらに、患者のコンピュータやスマートフォンに検査結果を送信してくれたり、大きな病院に紹介される場合には、レントゲンやMRIによる画像の検査結果をCD-Rに焼いて渡してくれたりすることもあります。従来、紙に書き込まれていたアナログの情報がデジタルデータに置き換わることで、ヘルスケアデータの活用範囲が大きく広がっていくことになります。

ヘルスケアデータ活用の第1段階は、医療・介護機関内における専門家のためのデータ利用であるEHR（Electronic Health Record、電子健康記録）です。EHRでは、そのデータを扱う機関の中だけで患者の情報が蓄積されていくことになります。病院やクリニックで行った治療や投薬情報は、診察券に記載されているその医療機関独自のIDに紐づけられて電子カルテ等のシステムに記録されていくため、同じ医療機関に通院していれば、次に診察を受ける際には、医師は過去の記録を電子カルテから参照して適切な治療を行ってくれます。また、治療だけでなく、支払いに関するデータとなる**レセプト**（→ P.070）の情報も電子化されているため、材料比率や経費率などを算出することで、医療機関の経営状態や財務状態の分析を行うこともできるようになります。

伸び悩む電子カルテシステムの導入

オランダやフィンランド、デンマークなどのデジタルヘルス先進国における電子カルテの導入率は、ほぼ100%です。しかし、日本におけるヘルスケアデータの活用は、一部の先進的な医療機関や地域にとどまっています。「2018年医療情報システム導入状況調査」(保健医療福祉情報システム工業会) によると、電子カルテシステムを導入している病院は3221件、導入率は38.3%という状況です。

日本で電子カルテの導入率が伸びない最大の理由は、導入にかかるコストの大きさだと言われています。MRIのような高額な医療機器と同様に、電子カルテシステムの購入費用は保険の適用にはなりません。医療機器であれば、検査に利用するごとに収入を得られますが、電子カルテでは収入は得られません。また、センシティブな情報を扱うことになるため、セキュリティや運用保守にかかるコストもひとつの壁になっています。しかし最近は、比較的低額で運用保守にも手間のかからないクラウド型の電子カルテシステムも誕生しています。デジタルデータの活用を治療だけでなく経営・財務までトータルで考えれば、十分メリットが出てくると思われます。

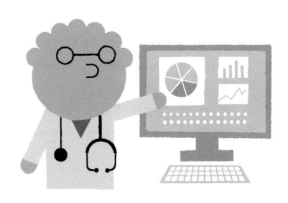

組織をまたがる情報共有を
可能にするHIE

複数の医療・介護機関に蓄積される医療情報

ヘルスケアデータ活用の第2段階は、複数の医療・介護機関の間での電子的な医療情報の共有を可能にするHIE（Health Information Exchange、医療情報連携）です。ひとつの医療機関の中で患者の情報をデジタルデータとして蓄積していくだけでも、さまざまなメリットがありますが、それだけでは不十分です。なぜなら、私たちは、いつも同じ病院で治療を受ける訳ではないからです。

普段は自宅近くのクリニックに通院していても、勤務先の近くの病院に行くこともあります。手術を受けることになれば、大学病院に紹介されるかもしれません。会社員であれば、健康診断のデータは保険組合が保管しています。子どもの頃の予防接種は自治体が行っています。高齢になると、内科や整形外科、歯科など、複数の病院に通院することも多くなり、介護施設に入所していても、体調を崩して一時的に入院することもあります。

このように、私たちの医療情報は複数の医療・介護機関に蓄積されており、ひとつの機関の中だけの情報では、生涯にわたるすべてのヘルスケアデータを示すことはできません。そのために必要となるのが、複数の医療・介護機関の間で電子的に医療情報を共有するしくみであるHIEなのです。

HIEに重要な医療情報の標準化

電子的な医療情報を共有するHIEに重要なのが「標準化」です。情報システムは同じルールで情報を交換する必要があり、このルールを「標準化」と言います。医療情報の標準化は、①交換規約（プロトコル）の標準化、②用語・コードの標準化、③フォーマットの標準化の大きく3つに分けられます。

交換規約（プロトコル）の標準化とは、どんなデータ項目を、どのような形で交換するかを定めたものになります。たとえば、患者の「生年月日」を交換する場合は、年（Y）を西暦の4桁、月日（MD）をそれぞれ2桁とする「YYYYMMDD」の8桁で記載するといったルールになります。用語・コードの標準化では、WHOが公表したICD-10（疾病及び関連保健問題の国際統計分類）の疾病・死因コードを使用するといったことを定めます。フォーマットの標準化では、CTやMRIによる医用画像データの規格および、それらを扱う医用画像機器間で通信・保存するための規格は、国際標準規格DICOM（ダイコム）にするといったことを定めることで、機関をまたがる情報共有が可能になります。

厚生労働省では、保健医療情報分野の標準規格として認めるべき規格を「厚生労働省標準規格」として公表しています。厚生労働省標準規格は、厚生労働省のみで決定するのではなく、標準化活動を行う学会や民間の規格制定団体が参画する協議会において選定された規格を、厚生労働省の「保健医療情報標準化会議」にて議論し採択しており、産学官の協力の上で決定したものとなっています。この規格を採用することが、電子的な医療情報を共有するHIEの第一歩となります。

住民の健康を見守る地域医療連携ネットワーク

医療情報の連携が可能になれば、どこに住んでいても住み慣れた地域で切れ目ない医療や介護サービスを受けられるようになります。これは、「地域医療連携ネットワーク」と呼ばれており、地域全体で住民の健康を見守るためのしくみとなっています。複数の医療・介護機関で距離や時間帯の制約なく患者の正確な診療状況が把握できると、関係者間のコミュニケーションが増え、紹介や逆紹介、転院、救急搬送時の連携が円滑に進むなど、切れ目ない医療や介護サービスの提供につながる効果があると考えられます。また、複数の医療・介護機関が連携することで、過剰な診療や不要な投薬を防げることも期待されています。

しかし、地域医療情報連携ネットワークの多くは、一方向の情報閲覧であることや運用コストが大きいことなどの理由により、施設や患者の参加率が低く、活用が十分に進んでいないという課題を抱えています。また、地域の中での情報連携となるため、転居などでその地域から出てしまうと情報が共有できないという課題がありました。

そこで、総務省と厚生労働省が中心となり、全国各地で展開されている地域医療情報連携ネットワークを相互に接続する基盤を構築する「クラウド型 EHR 高度化事業」にも取り組んでいます。各地域の医療情報連携システムをクラウド化に移行することにより、双方向の情報連携が実現するとともに、コストを削減し、継続的な運用も支援することになります。

EHR未実装地域
情報連携施設の拡大

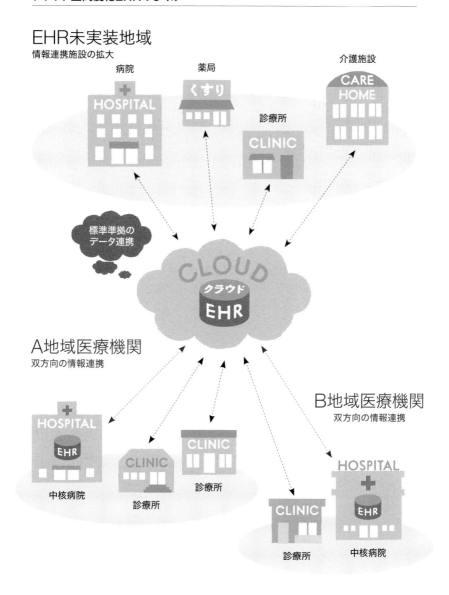

クラウド型高度化EHRでは、双方向の連携を実現するとともに、標準準拠によるコスト低減と、EHR未実装地域や薬局・介護施設など関連機関への広域利用を目指す

個人が主体となって自らの
データを管理するPHR

Chapter 2

07

個人と医療従事者双方向のデータ連携

ヘルスケアデータ活用の第3段階は、患者と専門家の間での電子的な情報共有を行うPHR（Personal Health Record、個人健康情報管理）です。さまざまな医療・介護機関や組織に蓄積されてきた個人の医療・介護・健康データを本人が閲覧できるだけでなく、本人が収集した血糖値や体重などのデータをアップロードすることで、医師などの医療従事者にそのデータを見てもらうなどの双方向のやり取りが可能になります。また、本人の同意の下でデータ連携を行うことで、さまざまな医療・介護サービスに活用することができるようになると期待されています。

EHRやHIEによってデジタル化されたヘルスケアデータが増加してきていますが、個人情報保護の観点からデータ活用が難しかったことが、PHRが注目されている背景にあります。本人の同意を前提としたPHRのプラットフォームを介することで、スポーツジムで記録したデータやスマートウォッチのようなデバイスから収集したデータなどを、医療や介護のデータと組み合わせて分析することも可能になるかもしれません。

PHRへの関心が高まる中で、厚生労働省は2019年9月に「国民の健康づくりに向けたPHRの推進に関する検討会」を発足し、個人が健康診断結果や服薬履歴などの自身の健康情報や医療情報などを正確に把握するしくみであるPHRの整備に向けた検討を開始しました。

PHRシステムのしくみ

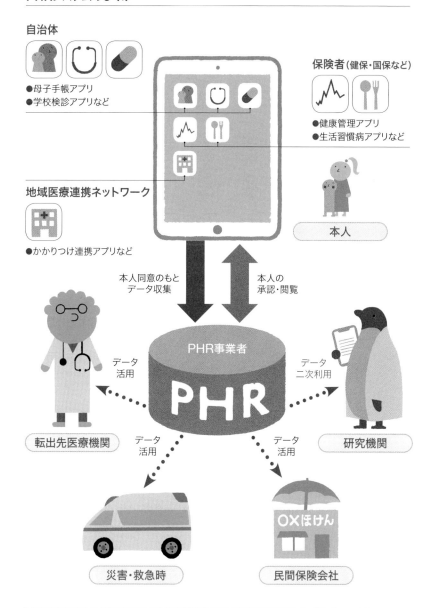

自治体
- ●母子手帳アプリ
- ●学校検診アプリなど

保険者（健保・国保など）
- ●健康管理アプリ
- ●生活習慣病アプリなど

本人

地域医療連携ネットワーク
- ●かかりつけ連携アプリなど

本人同意のもと
データ収集

本人の
承認・閲覧

PHR事業者

PHR

データ
活用

転出先医療機関

データ
二次利用

研究機関

データ
活用

データ
活用

〇×ほけん

災害・救急時

民間保険会社

PHRシステムを活用して、個人自らのライフステージに応じたアプリを取得し、アプリを通じて個人の医療・健康情報を収集・活用する

PHRシステムの開発に乗り出した神戸市

PHR システムを開発・運営する事業者には、企業や非営利団体などさまざまなケースが想定されますが、自治体自ら PHR システムの開発に乗り出すケースも出てきています。PHR への先進的な取り組みを行っている神戸市では、健康寿命を延伸し、社会経済的要因による健康格差を縮小していくため、「健康"生き活き"羅針盤リサーチコンプレックス」（中核機関：国立研究開発法人理化学研究所）と市民 PHR システム「MY CONDITION KOBE」を共同開発したことを発表しました。

「MY CONDITION KOBE」は、スマートフォン向けアプリを活用し、利用登録した市民が、自身の歩数や食事等の「からだ」や「くらし」の情報と、市が保有する各種健診結果をまとめて管理することができます。また、個人ごとの統合データをもとに、スマートフォンで「くらし」や健康に関するアドバイスを受けることができるだけでなく、食事・運動等の情報の入力や歩数等の健康目標の達成、健康診断の受診等によってポイントが付与され、ポイントによる特典を楽しみながら健康になれるしくみとなっています。

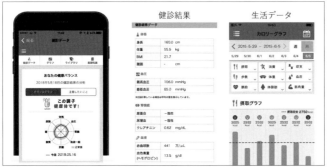

「健康状態の見える化」が行われている「MY CONDITION KOBE」のスマートフォン向けアプリ画面（画像提供：神戸市）

「MY CONDITION KOBE」のサービスの4つの特徴

1 自分の健康状態がわかる

2 健康情報をひとつの
アプリにまとめられる

3 まとめた健康状態に応じて
アドバイスを受けることができる

WELLNESS

4 ポイントや特典で楽しみながら
健康になれる

TICKET

デジタルヘルスを促進する「次世代医療基盤法」

個人情報の匿名化によるヘルスケアデータの活用

氏名や住所、健康保険の被保険者番号など、個人情報を匿名化することで、ヘルスケアデータをもっと活用していこうという動きもあります。創薬や治療の研究開発促進のためには、治療や検査のデータを広く収集して分析することが必要となりますが、実名データの場合は、本人の同意が必要になり、なかなか大規模な分析をすることは難しいという課題があります。そこで、個人情報の匿名化を行い、安全な管理を行うことで、ヘルスケアデータの活用につなげていくための新たな基盤を整備することになりました。

「医療分野の研究開発に資するための匿名加工医療情報に関する法律（次世代医療基盤法）」は、個人の権利利益の保護に支障がない範囲内において、医療分野の研究開発に資する匿名加工医療情報の適切な提供を実現するための法律です。同法の施行に合わせて、「医療分野の研究開発に資するための匿名加工医療情報に関する法律施行規則」「医療分野の研究開発に資するための匿名加工医療情報に関する法律についてのガイドライン」も発行されています。

次世代医療基盤法が定める医療情報提供のしくみ

次世代医療基盤法は、個人の権利利益の保護に配慮しつつ、匿名加工された医療情報を安心して円滑に利活用することが可能なしくみとなります。そのためには、高い情報セキュリティを確保し、十分な匿名加工技術を有するなどの一定の基準を満たし、医療情報の管

理や利活用のための匿名化を適正かつ確実に行うことができる者を
「認定匿名加工医療情報作成事業者」として認定することになります。医療機関等は、あらかじめ本人に通知し、本人が提供を拒否しない場合、認定事業者に対して医療情報を提供できます。提供されるのは、検査の種類や結果、薬の種類など、研究開発に必要な情報のみとなり、氏名や住所、被保険者番号、患者ID等の個人の特定につながる情報は提供されません。認定事業者は、収集情報を匿名加工し、医療分野の研究開発に利用することになります。

次世代医療基盤法の活用イメージ

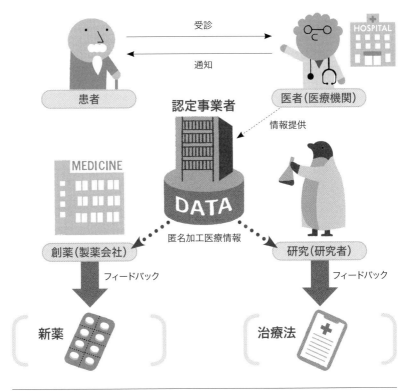

患者本人が提供を拒否しない場合、医療情報が認定事業者に提供される。認定事業者は匿名加工医療情報として製薬会社や研究者に提供し、新薬や治療法の開発としてフィードバックされる

世界最大のヘルスケアデータベース構築

次世代医療基盤法によって、従来では利用できなかった個人のヘルスケアデータの活用が可能になり、自らが受けた治療や保健指導の内容や結果をデータとして研究・分析のために提供することで、その成果を患者・国民全体のメリットとして還元できます。また、ICT の技術革新を利用した治療の効果や効率性等に関する大規模な研究を通じて、患者に最適な医療の提供を実現することも期待されています。

また、この研究・分析を通じて、別々の診療科の治療内容や結果の関連を明らかにすることも可能になります。たとえば、糖尿病患者に対して歯周病治療を行うことで健康状態が向上するといった、異なる医療機関や領域の情報を統合した治療成績の評価ができるようになるかもしれません。

2018 年度には、国立研究開発法人日本医療研究開発機構（AMED）における基盤構築研究事業の予定施設である病院・診療所合わせて約 800 万人の診療データの収集が行われ、2023 年度には、世界最大となる 5000 万人規模の質の高いデータベース構築を目指しています。利活用可能な医療情報が質的・量的に充実することにより、産学官による利活用がさらに加速・高度化する好循環を実現していくことになります。

66 匿名化ってどうするの? 99

「次世代医療基盤法」では、医療情報を匿名化した上で利用することで、個人の権利利益を保護することになっています。では、「匿名化」とは、どんなことをするのでしょうか。

たとえば、医療機関のカルテのデータには、患者の氏名や生年月日、住所、保険証の被保険者番号など、個人を特定できる情報が含まれています。匿名化とは、データから個人を特定できる情報を削除することで、個人を特定できないようにすることを指します。しかし、「糖尿病の患者はどのような年代の人が多いのか」ということを分析するには、生年月日のデータが削除されてしまっては意味がありません。そのような場合には、生年月日のデータの代わりに、「40歳〜45歳」というような「代替データ」に置き換えることで、個人情報を保護しながらも、有益なデータにすることができます。

また、シェーグレン症候群のような非常にまれな疾患を持つ患者のデータを扱う際には、氏名や住所などを削除しても、データの集まりの中にその疾患にかかっている患者は1名しかおらず、個人を簡単に特定できてしまうということも発生します。そのデータがどれくらい匿名化できているかを評価する指標のひとつに「k-匿名性」というものがあります。前述の稀少疾患の例では、データの集まりの中にシェーグレン症候群の人が1人しかいないため、「k-1」と表され、個人が特定できてしまう状態にあります。このような場合は、シェーグレン症候群やハンチントン病といった正式な疾患名ではなく、「稀少疾患」という代替データに置き換えることで、そのデータの集まりの中でデータ数を複数に増やすことができます。「稀少疾患」というデータが10個になれば、「k-10」と表され、数値が大きいほど、プライバシーリスクを小さくすることができます。

このような方法で匿名化を行うことで、データ活用とデータ保護を両立させる工夫がなされています。

バイオバンクの
可能性と課題

日本のバイオバンク

個人情報が匿名化されたヘルスケアデータの活用では、「バイオバンク」も重要な基盤のひとつとなっています。バイオバンクとは、細胞や血液、尿、DNA 等の生体試料を収集して保存する施設です。あるまとまった人口集団からさまざまな医療情報（生活習慣や人体特性、治療歴など）や検査情報を聴取するとともに、血液や尿、人体組織の一部を収集・保存し、それらを研究することによって、病気の原因究明や新しい治療方法、新薬の開発など、未来の医療のために役立てることができます。日本にも大学や病院、研究機関が中心となり、多くのバイオバンクが設置されています。

日本の3大バイオバンク

名称	バイオバンク・ジャパン	東北大学 東北メディカル・メガバンク機構	ナショナルセンター・バイオバンクネットワーク※
試料種別	DNA、血清	DNA、血清、血漿、不死化 B 細胞・増殖 T 細胞、尿	DNA、血清、血漿、組織、細胞など
保存試料数	約 26.7 万人、44.1 万症例（2018 年 5 月時点）	約 14.6 万人（2017 年 3 月時点）	約 26 万件（2019 年 9 月時点）
疾患名	高脂血症、糖尿病、白内障、不整脈、脳梗塞、安定狭心症、心筋梗塞、心不全、大腸・直腸がんなど、51 疾患	生活習慣病、感染症、悪性腫瘍、神経系疾患、精神および行動障害、循環器系疾患、呼吸器系疾患、消化器系疾患など	主要疾患（がん、心血管病、糖尿病、認知症、アレルギー・免疫、うつ病、感染症など）および希少疾患・難病など

※ナショナルセンター・バイオバンクネットワークは、6 つの国立高度専門医療研究センターが個々の疾患専門性を尊重しつつ、ネットワーク型・連邦型の組織形態で運営するバイオバンク事業

東北大学東北メディカル・メガバンク機構は、東日本大震災を受けた被災地住民の健康づくりへの貢献と個別化予防等の次世代医療の実現を目的に、2011年度から開始された国の復興事業です。総計約15万人にのぼる住民を対象として、ゲノム解析を含む長期疫学研究等を実施するもので、同意を得た住民に採血・採尿・各種検査および調査票の記入を行ってもらい、遺伝情報を保管するだけでなく、長期にわたって健康情報を追跡しています。東北メディカル・メガバンク機構が行う健康調査事業は、地域住民**コホート調査**（→ P.070）（8万人）と三世代コホート調査（7万人）の2つで、その特徴は健康な人を対象としていることです。バイオバンクに保管されている情報は匿名化されて、さまざまな研究機関の研究者に提供され、分析が行われます。

東北メディカル・メガバンク機構のしくみ（イメージ）

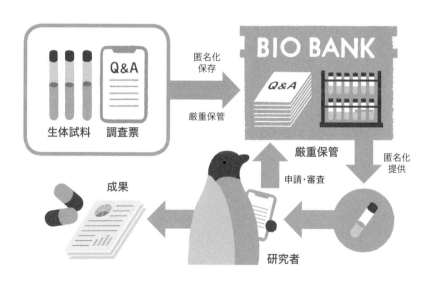

血液や尿などの生体試料と生活習慣などを記載した調査票を、同意を得た健康な住民から提供を受け、匿名化のうえ、厳重に保管。研究機関からの依頼を受け提供され、分析が行われた成果として治療法や新薬の開発につながることを目指す

バイオバンクの先駆けUK Biobank

海外でも多くのバイオバンクが設置・運営されていますが、先駆け的な存在が英国にある UK Biobank です。UK Biobank には、英国全土の 40 歳から 69 歳までのボランティア 50 万人が参加し、参加者の生活習慣、病歴などの健康情報や血液や尿、唾液などの生体試料を収集・保管してそれらを研究することによって、疾患と健康につながる遺伝的な要因や生活習慣の要因など、さまざまな相互作用などの解明を目指しています。また、UK Biobank は情報収集を行うことを目的として設立された組織なので、検査終了時に BMI（Body Mass Index）（→ P.070）や血圧、眼圧などのデータを印刷した紙を渡すだけで、参加者へのフィードバックはほとんどありません。しかし、「将来の医療の向上」や「病気でつらい思いをしている家族や友人への貢献」という気持ちから多くの人々が参加をし、大規模バイオバンクへと成長しています。

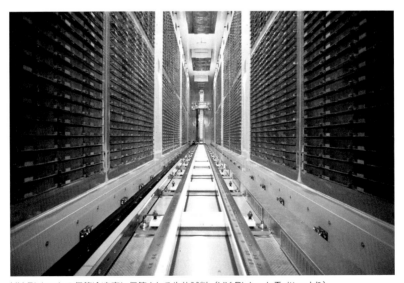

UK Biobank の保管冷凍庫に保管される生体試料（UK Biobank Twitter より）

課題となるバイオバンク間の情報共有

バイオバンクにより大規模なデータ分析が可能となりますが、実際には、多くの組織がそれぞれの目的でバイオバンクを設置したことにより、国全体でバイオバンク間の情報が活用できないという状況になっています。同じルールで情報が蓄積されていなければ、それらのデータを連結して分析することができません。多くのバイオバンクが設立されたことで、バイオバンク間の情報共有と利活用促進に向けた新たな課題が生じてしまっています。

このような課題を解決するために、バイオバンクにおける国際標準化がISO（International Organization for Standardization、国際標準化機構）で行われており、バイオテクノロジー全般をカバーする専門委員会TC 276/WG 2で規格開発が進み、「ISO 20387（バイオバンキングに関する一般要求事項)」が発行されました。すでに構築されているバイオバンクのデータベースを、直ちに国際標準に準拠したものに変更することは難しいですが、このような国際標準化により、バイオバンク間の情報共有がさらに進むことが期待されています。

生活支援ロボットと国際標準化

ロボット技術の介護利用

ロボットは大きく2つに分類されます。主に製造現場で産業自動化の用途に用いられ、人から離れた状態で稼働する「産業用ロボット」と、人の近くで人に有益な作業を実行する「サービスロボット」です。産業用ロボットは、「マニピュレータ（腕）と制御装置で構成されるロボット」と、JIS（日本工業規格）で構造的に定義されていますが、サービスロボットには構造的な定義はありません。産業用ロボットとの違いは、使われる場所です。たとえば、生産ラインで活躍する多関節ロボットは産業用ロボットですが、多関節ロボットを食事支援に使う場合はサービスロボットと呼ばれます。

産業用ロボットの出荷額や累計稼働台数で世界一を誇る日本のロボット技術は、製造現場における生産性の向上や労働力不足解消の切り札として、製造業や農業、建設業など、幅広い分野で普及しています。そして、医療・介護現場においても、少子高齢化が進行する中、労働力不足解消や過重労働からの解放などの社会課題の解決に、ロボット技術の活用が期待されています。

ヘルスケア分野で利用される「生活支援ロボット」はサービスロボットに分類され、介護や生活支援が必要な人々（要介護者）を補助し、介護者の身体的・精神的負担を軽減することが大きな利用目的となります。介護や生活支援では、要介護者を支えながら歩いたり、抱きかかえて移動させたりすることになるため、介護者には大きな身体的負担がかかります。排泄支援は、プライバシーへの配慮

が必要な状況で行われるため、精神的負担が大きい作業となります。生活支援ロボットの導入により、それらの負担を軽減できれば、介護現場で働く介護者にとって、業務の効率化や過重労働からの解放につながるはずです。一方、要介護者にとっても、介護や生活支援の作業をロボットに委ねることで、「恥ずかしい」「申し訳ない」といった心理的負担を軽減できると期待されています。

生活支援ロボットの種類や目的は多岐にわたりますが、「ロボット技術の介護利用における重点分野」（厚生労働省、経済産業省）には、移乗介助、移動支援、排泄支援、見守り・コミュニケーション、入浴支援、介護業務支援の6分野が設定されています。

ロボット技術の介護利用における重点6分野

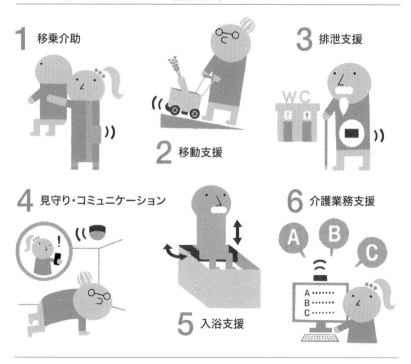

1 移乗介助

2 移動支援

3 排泄支援

4 見守り・コミュニケーション

5 入浴支援

6 介護業務支援

生活支援ロボットの安全性の担保

日本では、「医薬品、医療機器等の品質、有効性及び安全性の確保等に関する法律」において「医療機器」を規制し、介護保険法で「介護福祉機器」を規制していますが、生活支援ロボットは、医療機器と介護福祉機器のどちらにも該当しません。介護施設や家庭に生活支援ロボットの導入を促進し、市場を拡大していくためには、その安全性・信頼性に関する基準の整備が必要となりました。

そこで、NEDO（新エネルギー・産業技術総合開発機構）を中心に「生活支援ロボット実用化プロジェクト」が立ち上がり、その成果をもとに ISO（国際標準化機構）に規格提案を行い、2014 年に ISO 13482（生活支援ロボットの安全性に関する国際規格）が発行されています。ISO 13482 の適用範囲は、「年齢や能力に関係なく、意図した機能を利用者の生活の質の向上のためにタスクを実行するロボット」とされ、装着型、移動作業型、搭乗型の３タイプのロボットが定義されています。さらにこのプロジェクトでは、安全検証センターを開設するなど、安全性検証のための体制づくりも行われ、世界で最も少子高齢化が進む日本が中心となって、生活支援ロボットの実用化に関連する取り組みを国際的にリードしています。

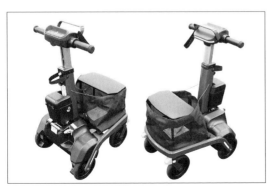

ISO 13482 の認証を取得した高齢者向けの電動アシストによる歩行支援機器「ロボットアシストウォーカー RT.1」（画像提供：RT. ワークス）

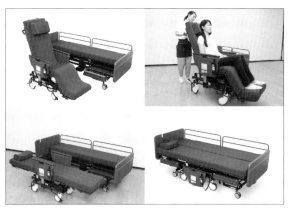

電動ケアベッドと電動リクライニング車いすを融合したロボット介護機器
「リショーネ® Plus（プラス）」。ISO 13482 認証取得済み（画像提供：
パナソニック エイジフリー）

生活支援ロボット利用者の受容性向上

生活支援ロボットの普及拡大のために欠かせないことに、「介護さ
れる側（要介護者）と介護する側（介護事業者や家族など）の意識」
が挙げられます。双方にとって受け入れやすいものでなくては、実
際の導入にはつながらないからです。

東京都で実施した都民意識調査によるロボット介護機器の利用意向
では、見守り用機器で77.7%、移動支援用機器で72.7%、移乗介
助用機器で69.2%、コミュニケーションロボットでも45.7%が「利
用したい」と回答しています。一方、「利用したくない」と回答し
た理由には、見守り用機器ではプライバシーへの不安、移動支援用
機器や移乗介助用機器では価格や安全性に対する懸念、コミュニ
ケーションロボットでは人とロボットの役割についての懸念が挙
がっています。このように、同じ生活支援ロボットであっても、そ
の用途によって利用者が感じる意識は異なり、利用者の受容性を高
めていくには、きめ細かい対応が必要となることが読みとれます。

用語解説

➤ **バイタルデータ**(Vital Data)
心拍や血圧、体温など、人体から取得できるさまざまな生体情報のこと。
「バイタルサイン（生命兆候）」がデータ化されたものを意味する。

➤ **CT**(Computed Tomography、コンピュータ断層撮影法)
Ｘ線を使用して、身体の断面を輪切り状の画像として撮影する検査方
法。特に、心臓や大動脈、気管支・肺などの胸部、肝臓、腎臓などの腹
部の病変に関して優れた検出能力を持つ。

➤ **レセプト**(Rezept、診療報酬請求明細書)
医療機関が保険診療を行った場合、健康保険組合や市区町村など（実際
には、審査支払機関）に診療報酬を請求するために提出する、患者に対
して行った処置や使用した薬剤等を記載した明細書。

➤ **コホート調査**(Cohort Study)
ある特定の要因を持つ集団（曝露群）と持たない集団（非曝露群）を一
定期間追跡し、両群の疾病の罹患率または死亡率を比較する。また、ど
のような要因を持つ者が、どのような疾病に罹患しやすいかを究明し、
要因と疾病の因果関係の推定を行うことを目的としている。

➤ **BMI**(Body Mass Index、ボディマス指数)
肥満度を表す体格指数。（体重〈kg〉）÷（身長〈m〉の２乗）で算出
される。肥満の基準は国によって異なり、日本肥満学会の基準では、
BMI が 18.5 〜 25 未満を普通体重、25 以上を肥満と定めている。

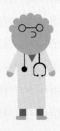

デジタルヘルスケアが浸透する社会

医療現場の AI による画像診断支援や手術支援ロボット、介護現場で活躍するリハビリ支援ロボットからスマートウォッチまで、すでにデジタルヘルスは身近なものになっています。

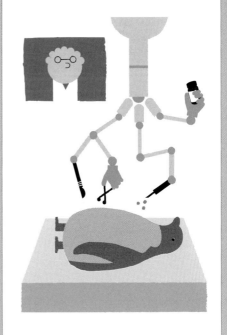

AIやIoTがもたらす
ヘルスケアイノベーション

AIを進化させるディープラーニング

ヘルスケア分野で進むデジタル化において、近年注目されているのが、AI（Artificial Intelligence）やIoT（Internet of Things）などの先端科学技術の進歩です。

人工知能の研究は1940年代からはじまりましたが、米国の科学者で人工知能研究の第一人者ジョン・マッカーシー（John McCarthy）らが発起人となった1956年の**ダートマス会議**（→P.115）で、この研究分野が「AI」と呼ばれるようになりました。その後、人工知能の研究はブームと冬の時代が交互にくり返されて、現在は第3次AIブームが起きていると言われています。

現在のAIブームの背景には、大量のデータをAIが学習することでAI自身が知識を獲得する「機械学習（Machine Learning）」という技術の実用化があります。さらに、機械学習の中でも、知識を定義する要素（特徴量）をAIが自ら習得する「ディープラーニング（Deep Learning、深層学習）」という技術の進化により、2016年には、囲碁AI「AlphaGo（アルファ碁）」が、当時世界最強の棋士イ・セドル氏に勝利できるほどになったのです。チェスや将棋に比べて打ち手が複雑な囲碁の世界で、AIが人間を超えるには長い時間が必要だろうというのが定説でしたが、AIがトップ棋士に勝利したことは大きな衝撃を持って伝えられ、一般の人々にもAIという言葉が広く浸透することになりました。

あらゆるモノがインターネットにつながる社会

もうひとつの注目技術である IoT は、身のまわりのあらゆる「モノ」がインターネットにつながることで、情報を交換したり、ほかのシステムと連携したりすることが可能になるしくみのことです。一般に「モノのインターネット」と訳されています。

家庭では、テレビやエアコンなどの家電製品や照明器具などをインターネットにつなぐことで、スマートスピーカーに搭載された AIアシスタントを使って、声で操作できます。工場では、製造機械をインターネットにつなぐことで、機械から発生する動作音をモニタリングして、不具合が発生する前に修理することもできます。道路に設置されたセンサーが収集したデータをインターネット経由で交通管制センターに送り、渋滞状況を把握することで、効果的な交通規制を検討することも可能になってきました。

AI や IoT などの先端科学技術の進歩はヘルスケア分野にもイノベーションを起こし、さまざまな製品やサービスの形となって、私たちの社会の中に「デジタルヘルス」が浸透しはじめているのです。

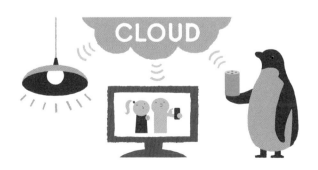

健康を促進する
スマートウォッチ

Apple Watchが拓くスマートウォッチの可能性

腕時計タイプのウェアラブル端末であるスマートウォッチのブーム
に火をつけたのが、2015年4月に発売開始された「Apple Watch」
です。2019年に発売されたモデルでは、時計としての機能だけで
なく、サイクリングやヨガ、水泳、ランニングなどの運動時の状況
を測定することができ、健康をサポートするさまざまな機能も持っ
ています。

たとえば、心拍数のモニタリングでは、通常よりも高い心拍数と低
い心拍数を検知するとアラートを表示し、本人に自覚症状がなくて
も異常を知ることができます。周期記録アプリを使えば、女性が自
分自身の月経周期に関する重要な情報を記録でき、次の月経の時期

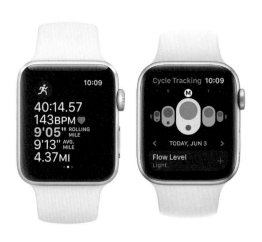

（左）ワークアウトアプリ（ランニ
ング）画面表示の例。運動中に
最新の進捗状況を確認し、設定
した目標を達成した時点で通知す
る（右）周期記録アプリ画面表
示の例。ユーザーが記録した月経
周期の記録情報を使うことで、次
の月経の開始時期を予測して通知
する（画像提供：Apple Japan）

や妊娠可能期間を予測できます。Apple Watch で収集されたヘルスケアデータは、iPhone のヘルスケアアプリで管理することで、継続的な状況把握が可能になります。医療機器としての認可の問題もあり、残念ながら日本で発売されているモデルでは非対応ですが、Apple Watch には、心電図（ECG、Electrocardiogram）を測定する機能もあり、心筋梗塞等の早期発見にもつながっています。米国では、まったく自覚症状のなかった利用者が Apple Watch からの警告により病院に行ったことで、重篤な症状に陥ることが防げ、命を取りとめたという例がいくつも報告されています。

Apple Watch に対応したさまざまな健康サポートアプリも登場しています。「YAZIO（ヤジオ）」というアプリでは、食事の記録やカロリー計算が簡単に行え、個人のニーズに合わせたダイエットをサポートします。また、「WaterMinder」というアプリでは、水分摂取量を記録したり、1 日に必要な水分摂取量に到達できるように目標を設定したりできるなど、夏場の熱中症や脱水症予防にも役立つヘルスケアアプリとなっています。

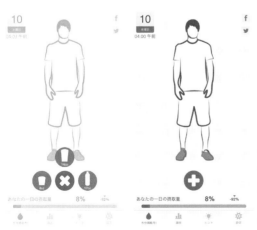

WaterMinder アプリ画面の例。初期設定後、水分摂取すると、人間アイコンが足から水色で塗りつぶされていき、すべて水色になったら、1 日の目標水分摂取量達成となる

腕時計サイズの血圧計HeartGuide

オムロンが2019年1月より米国で発売を開始した「HeartGuide」は、常に身につけ、いつでも気になったときに血圧を測定できることが特徴になっています。血圧を測定する際には、スマートウォッチのベルトの下に**カフ**（→ P.115）を巻きます。一般の手首式血圧計と同様に、空気でカフが膨らむしくみで、正確な血圧の測定が可能なため、FDA（米国食品医薬品局）から医療機器認証を取得したウェアラブル血圧計となっています。日本でも医療機器認証を取得して、2019年12月3日より発売を開始しました。

従来の血圧計に比べて、より手軽にどこでも血圧を測定できるだけでなく、専用アプリ「HeartAdvisor」と連動して、自動で測定結果が記録されることで、健康的な生活習慣づくりをサポートしてくれます。血圧の他に、脈拍数や歩数、歩行距離、消費カロリー、睡眠、服薬時間リマインドなどのヘルスケア機能が搭載されています。

医療機器認証を取得したウェアラブル血圧計HeartGuide

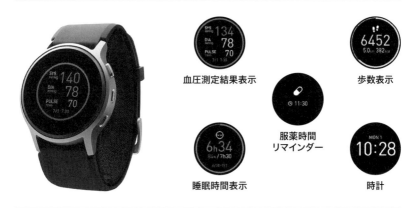

血圧測定結果表示　　歩数表示　　服薬時間リマインダー　　睡眠時間表示　　時計

HeartGuide画面表示の例。血圧の他に、脈拍数・歩数・歩行距離・消費カロリー・睡眠・服薬時間リマインド・スマートフォンの通知を受け取ることができる（画像提供：オムロン ヘルスケア）

HeartGuideの専用アプリHeartAdvisor

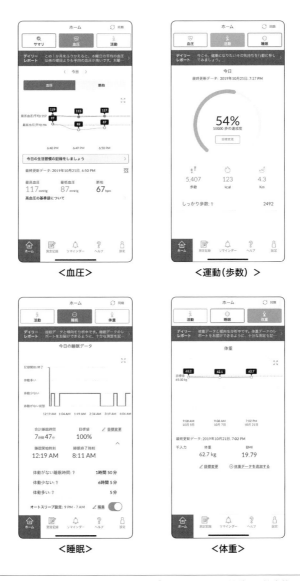

HeartAdvisor アプリ画面の例。スマートフォンで「HeartGuide」と接続して健康管理するアプリ。血圧・運動（歩数）・睡眠・体重などのヘルスケア関連の健康データを管理・記録できる（画像提供：オムロン ヘルスケア）

健康増進型保険で
インセンティブを高める

健康増進活動によって保険料が変動する「Vitality」

住友生命が 2018 年 7 月に発売した「Vitality（バイタリティ）」は、日本初の本格的な健康増進型保険です。もともとは、南アフリカのディスカバリー社が 1997 年に販売を開始した生命保険商品で、2019 年 6 月末時点で、世界 21 の国と地域、1130 万人に広がっています。日本版は、住友生命がディスカバリー社と共同プロジェクトを立ち上げ、開発したものです。

従来の生命保険商品では、契約者の年齢や性別、加入時の健康状態で、保険料が一律に決まりますが、この健康増進型保険では、スマートウォッチや Vitality アプリを活用して、禁煙や歩数などの健康状態を記録するだけでなく、健康診断の受診といった日々の健康増進活動によって保険料が毎年変動していきます。万が一のときや、病気やケガで入院を余儀なくされる場合に保険金などが支払われることは、従来の生命保険商品と同じですが、リスクに備えるだけでなく、健康増進に取り組むモチベーションを高めてリスクを減らすという新しい保険のしくみとなっています。

Vitality では、獲得した累計ポイントで判定されるステータスに応じて、さまざまな特典が受けられるようになっており、この特典で健康増進に取り組むモチベーションを高めるしくみです。加入者を対象にした Vitality アプリや健康診断データを分析した健康効果の調査では、93% が加入前よりも健康を意識するようになり、1 日当たりの歩数は 17% も増加するなどの効果をもたらしているようです。

保険分野に改革を起こすデジタルヘルス

東京海上日動あんしん生命の「あるく保険」は、たくさん歩いた人に保険料の一部が返ってくる、健康づくりを応援する医療保険です。「あるく保険」では、1日当たりの平均歩数が8000歩以上を目標として2年間歩数を計測し、目標を達成した計測単位期間（6か月）の数に応じて、健康増進還付金が受け取れます。日本人の1日当たりの平均歩数を基準とすると、男性はプラス約370歩、女性はプラス約1350歩を毎日多く歩くことで、平均8000歩が達成できるようになっています。

ネオファースト生命の「ネオ de 健康エール」では、「健康年齢」を生命保険のしくみに使用し、同じ年齢であっても健康状態が良好であれば、健康状態に不安がある人よりも保険料が安くなる保険です。健康年齢は実年齢と健康診断結果をもとに算定し、保険料を変動させることで、日ごろから健康を意識することにつなげていきます。

このような新しい保険商品が開発できるのも、AI や IoT 技術の進歩により、日々の健康状態を簡単に計測できる機器が普及してきたことが背景にあります。デジタルヘルスの広がりが、保険分野におけるイノベーションにも波及しています。

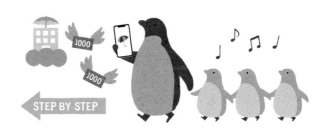

AIが支援する
個人別サプリメント選択

個人の生活習慣や栄養状態に適した選定

ひとり暮らしで野菜が不足がちであったり、仕事が忙しくて規則正しい食事が摂れなかったり、食生活の悩みを抱えている人が増えています。そのような場合、不足した栄養を補うためにサプリメントを摂取することもありますが、非常に多くの種類があるサプリメントの中で、どれが自分の体調に適しているのかを判断することはなかなか難しいものです。

FiNC Technologies（フィンクテクノロジーズ）社は、「予防ヘルスケア×AI」に特化したスタートアップ企業です。同社では、生活習慣や栄養診断の結果から個人の悩みに合わせたサプリメントが購入できるサービス「FiNC パーソナルサプリメント」を提供しています。スマートフォン上で、生活習慣や栄養状態などの質問に答える「サプリ診断」を受けることで、18種類のサプリメントの中から個人に合ったサプリメントが選定され、送られてくるというサービスです。毎月サプリ診断を受けることで、その時々の状態に合わせたサプリメントの組み合わせがわかるようになっています。

また、同社が提供しているスマートフォン向けアプリでは、毎日の歩数や体重、食事、睡眠時間などの**ライフログデータ**（→P.115）をもとに、AIがその人にとって最適な美容・健康活動をアドバイスしてくれます。ライフログの測定にはスマートウォッチなどのウェアラブルデバイスを利用して、アプリとデータ連携させることができきます。

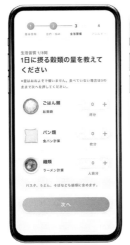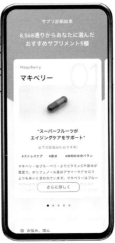

（左）「FiNC パーソナルサプリメント」アプリ表示の例。「サプリ診断」の質問に答えると、個人に合ったサプリメントが選定される（画像提供：FiNC Technologies）

自宅でオーダーメイドサプリメントを組み合わせて提供

ドリコス社の「healthServer」も、個人の状態に合わせたサプリメントを提供してくれるサービスです。個人の状態は2つの方法で測定されます。機器に内蔵された生体センサーで**生体電位**（→ P.115）を測定し、自律神経の状態を推定することで必要な栄養素を決定する方法と、アプリを用いて、年齢・性別・身長・体重などの基本的な身体情報、喫煙の有無、睡眠や運動習慣などの生活習慣、食事、天気など、あらゆる情報を収集・分析して必要な栄養素を決定する方法があります。医学博士と管理栄養士が監修した分析アルゴリズムが、その人に必要な栄養素を自動で推算し、その場でサプリメントを組み合わせて提供する「オーダーメイドサプリメントサーバー」となっています。サプリメントはカートリッジ方式になっており、宅配便で自宅まで届けられ、簡単に入れ替えることが可能です。

医師法が壁となっていた
オンライン診療

医師法第20条「対面診療の原則」の壁

病院にいる医師と自宅にいる患者の間をインターネットでつなぎ、動画により双方向のやり取りを可能にする「オンライン診療」は、医師法第20条の「対面診療の原則」により、長らく認められていませんでした。技術的には特に難しいことはありませんでしたが、オンラインで行う診療が「対面での診療にはあたらない」との認識があったためです。しかし、近くに病院がなく、遠くの病院に行くだけで1日がかりという地域もあり、オンライン診療へのニーズは高まっていきました。

2015年に、情報通信機器を用いた診療の明確化が行われたことで、「直接の対面診療を行った上であれば、遠隔医療の実施は限定的なものではない」との新たな法解釈が示されることになりました。また、2017年には、「たとえば、オンライン診療を組み合わせた糖尿病等の生活習慣病患者への効果的な指導・管理や、血圧・血糖等の遠隔モニタリングを活用した早期の重症化予防等、対面診療と遠隔診療を適切に組み合わせることにより効果的・効率的な医療の提供に資するものについては、次期診療報酬改定で評価を行う。さらに、有効性・安全性等に関する知見を集積し、2020年度以降の改定でも反映させていく」という規制改革実施計画の閣議決定がなされ、オンライン診療の推進を大きく後押しすることになりました。

2018年、厚生労働省において「オンライン診療の適切な実施に関する指針」が取りまとめられ、医療上の安全性・必要性・有効性が

担保された適切な診療を普及するための一定のルール整備が行われたことで、オンライン診療のシステムを提供する医療機関や企業は増えており、大きな市場となってきています。

オンライン診療に必須の双方向コミュニケーション

2009年創業のインテグリティ・ヘルスケア社が開発した疾患管理システム「YaDoc（ヤードック）」は、バイタルデータや生活情報など、診療に必要な情報を収集する「オンラインモニタリング」と、疾患ごとに設定される「オンライン問診」、予約やビデオチャット機能の「オンライン診療」の3つの機能を搭載しています。医師が患者の状態を把握しやすいように、グラフや統計を利用して、一目で変化がわかるよう工夫されており、双方向のコミュニケーションを重視し、医師と患者が同じ画面を共有しながら診察することができるよう配慮されています。さらに、患者の治療負荷を軽減することや、治療からの脱落や重症化を防ぐことが期待されています。

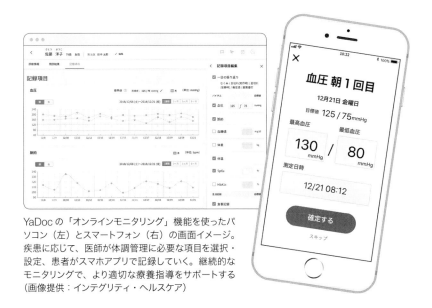

YaDoc の「オンラインモニタリング」機能を使ったパソコン（左）とスマートフォン（右）の画面イメージ。疾患に応じて、医師が体調管理に必要な項目を選択・設定、患者がスマホアプリで記録していく。継続的なモニタリングで、より適切な療養指導をサポートする（画像提供：インテグリティ・ヘルスケア）

個別化医療を加速する
ゲノム解析

究極の個別化医療につながるゲノム情報

一人ひとりの体質や状態に合った治療を行うことを「個別化医療
（Personalized Medicine）」と言います。従来は、個人の違いに
ついての情報を把握することが難しかったため、疾病を軸とした一
律的な治療が行われていました。しかし近年、ICT の進歩によりそ
の状況が大きく変わりつつあります。

個人の違いを突き詰めていくと、最後は細胞レベルになり、遺伝情
報が格納された DNA の違いということになります。DNA のすべ
ての遺伝情報のセットを「ゲノム」と呼び、人間のゲノムである「ヒ
トゲノム」を解析することで、がんのような遺伝子が関与する疾患
や遺伝する疾病の診断・治療法の開発や、遺伝子レベルの個人差を
考慮した個別化医療が可能となってきています。

ゲノムを解析するには、「シーケンサー」と呼ばれる解析機器を利
用しますが、当初開発されていたシーケンサーは性能も低く、ゲノ
ムに含まれている大量の遺伝子情報を解析するには、とても時間が
かかりました。2000 年に、ヒトゲノムのすべてを解析するために
立ち上げられた国際プロジェクト「ヒトゲノム計画」では、この解
析に約 13 年もの時間がかかりました。これでは、患者一人ひとり
のゲノムを解析して、その人に合った治療を行うことは、事実上不
可能でした。

個別化医療を現実化する次世代シーケンサー

しかし、2000年代半ばになると、低コストで解析速度が飛躍的に向上した「次世代シーケンサー（NGS）」が発売されるようになり、ゲノム解析は大きく発展することになりました。ヒトゲノム計画の時代には13年もかかった1人分のゲノム解析が、次世代シーケンサーでは、数日で行えるようになりました。さらに、電子カルテに蓄積された治療情報や検査データなど、分析に使えるデータが増えてきたことで、ゲノム情報による個別化医療が現実化しています。

特に進んできているのが、がんにおけるゲノムに基づく治療です。患者のがん組織を採取して、ゲノム解析した結果により、遺伝子の変化に対応した薬を使った治療が行われています。大腸がんや乳がんなど、一部のがん治療では、すでに保険適用がされる標準治療となっています。

ゲノム解析による個別化医療

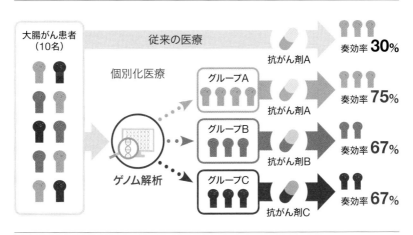

大腸がん患者のがん組織を採取して、ゲノム解析した結果により、遺伝子の変化に対応した個別化治療が行われることで、薬の奏効率が上がる

個別化医療の進化につながるエピゲノムの解明

さらに、ゲノムの解析が進むにつれて明らかになった事実に、「エピゲノム」というものがあり、発病に大きく影響していることがわかってきています。

私たちのゲノムには、親から引き継がれたさまざまな遺伝情報が含まれており、そこには、がんになりやすいといった特質や糖尿病になりやすいといった特質があります。しかし、同じようにがんになりやすい特質を持っているにもかかわらず、実際にがんになる人と、ならない人がいます。このように、遺伝情報が実際に発現するか、しないかを調節する機能がエピゲノムと呼ばれるものです。

また、エピゲノムは、生活習慣やライフスタイルといった環境要因によって変化することもわかってきており、エピゲノムの解明が、さらなる個別化医療の進化につながるものと期待されています。

ゲノムとエピゲノム

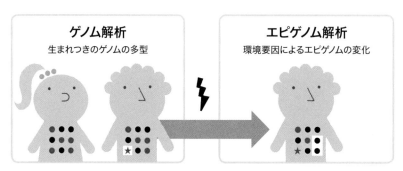

ゲノム解析では遺伝子の先天的異常（多型）を見つけるのに対し、エピゲノム解析では遺伝子の修飾の後天的異常（変化）を見つけることができる

クローン猫「CC」

私たちの身体は、母親の卵子と父親の精子が出会い、受精卵となった細胞が細胞分裂を繰り返すことでできています。そのため、半分は父親と同じ遺伝子、もう半分は母親と同じ遺伝子となり、それぞれの特性を引き継ぐことになります。

一方、「クローン」は、1つの細胞が受精をせずに細胞分裂を繰り返すことによって生まれる個体で、バイオテクノロジーの進化によって可能になったものです。クローンは受精をしていないため、元の細胞と同一の遺伝子を持つことになります。1996年には、英国で世界初のクローン羊「ドリー」が誕生して、世界中を騒がせました。

クローンは、元の細胞と同一の遺伝子を持っているため、まったく同じ特性を持つはずですが、2001年に誕生したクローン猫「CC」は、世界中を驚かせました。なぜなら、元の細胞は三毛猫から提供されましたが、クローン技術で誕生した「CC」は白地に黒の縞模様だったからです。猫の毛色を決定する遺伝子を同じように持っていても、それが発現するか、しないかは、「エピゲノム」が大きく関係しています。エピゲノムは後天的なものであり、環境要因によって変化を受けます。何らかの環境要因によって遺伝子が変化したクローン猫「CC」は、白・黒・茶の毛色のうち、茶色の遺伝子のスイッチが入らなかったということになります。

クローン技術により、かわいがっていたペットをそのままの姿で蘇らせたいという飼い主の願いは泡と消え、ペットのクローンをビジネスにしようとしていたGenetic Savings & Clone社も、2006年に閉鎖することになってしまいました。ゲノムの解析は進んでいますが、まだまだ謎多き存在でもあるのです。

本格化する
AIによる画像診断支援

疾患の早期発見や病変の見落とし防止

近年、多くの医療機関にMRIやCTが導入されたことで、撮影画像を診断する機会が増えています。しかし、撮影画像を読影する放射線医や病理医の数は限定されており、地域偏在の問題も抱えています。そこで、AIによる画像診断支援が急速な広がりを見せており、疾患の早期発見や病変の見落とし防止に有効な、医師に対して診断支援を行えるAIシステムを、多くの企業が開発しています。

AIによる画像診断支援を進めていくためには、AIが学習するための大量の画像データが必要となります。日本医療研究開発機構（AMED）の研究開発事業「医療画像ビッグデータクラウド基盤」では、日本病理学会や日本医学放射線学会など、診療画像に関係する6学会と国立情報学研究所（NII）の共同研究で、診療画像の大規模データベース構築、AI開発のための共通プラットフォームの構築など、持続可能なAI開発へ向けた研究が行われています。

その中心となる国立情報学研究所では、「医療ビッグデータ研究センター」を設立し、「SINET5」という全国850以上の大学や研究機関をつなぐ学術専用のネットワークを保有しています。各学会の段階で匿名化された医療画像情報を安全な環境で収集し、研究者がクラウド上でデータ解析を行えるようにする「医療画像ビッグデータクラウド基盤」を構築します。AIの解析技術を向上させるためには、画像データを大量に収集するだけではなく、画像データに疾病名と病変の領域を示した情報を付与し、「教師データ」を作成す

医療画像ビッグデータクラウド基盤のしくみ（イメージ）

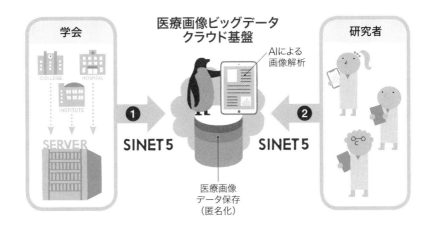

❶大学や病院、研究機関は医療画像データを匿名化して、学会内のサーバーから SINET 5 を介してアップロードして保存する

❷研究者は SINET 5を介して、クラウド上で AI による画像解析を行う

ることが重要です。今後は、この教師データ作成をいかに効率的に行い、増やしていくことができるかもポイントとなります。このプロジェクトでは、機械学習と画像認識という AI の主要2領域を活用して、最終的に10万症例以上の大量の画像データから「AI医療画像解析」の技術を創出することを目指しています。

一方、このような画像診断支援の AI が医療機器なのか、医療機器でないのか、さらには、医薬品医療機器等法上でどのような取り扱いが行われるべきかがはっきりしなければ、開発や製品としての発売が難しくなります。厚生労働省では、「AI を利用した製品のうち、その使用目的や提供形態等から医療機器に該当するものは、医薬品医療機器法に基づき、安全性・有効性の確保が行われるべき」としていますが、通常の医療機器と異なり、学習することで進化していく AI をどのように評価すべきか、難しい課題が残っています。

医師をサポートする 手術支援ロボット

手術による体への負担を低減する「ダビンチ」

世界市場で7割のシェアを占める手術支援ロボット「ダビンチ（da Vinci®）サージカルシステム」は、米国の Intuitive Surgical 社が開発したもので、米国食品医薬品局（FDA）に認可された最初の手術支援ロボットです。医師が患部の立体画像を見ながら遠隔操作でロボットアームを操作して手術を行います。ダビンチは、もともと米国陸軍により、戦場で兵士が負傷した際に本国から遠隔で手術を行うシステムとして開発がはじめられましたが、民間への技術転用が行われ、2000年に手術支援ロボットとして販売されることになりました。

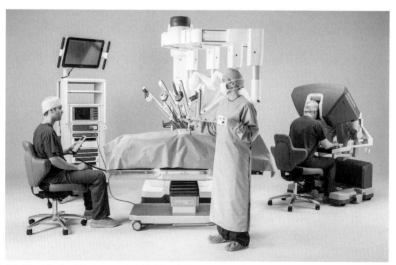

「da Vinci Xi サージカルシステム」が手術を支援するイメージ画像（画像提供：Intuitive Surgical）
©2020 Intuitive Surgical Inc.

ダビンチは、大きく開腹することなく、小さな切開部から内視鏡カメラと3本の手術用アームを体に挿入できるため、手術時間が短く、出血量も少なく、術後の回復が早いなど、患者の体への負担が少ないことが特徴です。一方、医師側にとっても、広い視野を確保でき、コンピュータ制御された手振れ防止機能により、安定した細かな作業が可能になります。世界66か国の外科医によって使用されており、日本でも、約350台のダビンチが稼働しています。ダビンチを利用した手術には保険適用もされています。2012年に前立腺がん、2016年に腎臓がんの摘出手術で保険適用になり、2018年には、胃がんや食道がんなど12種類の手術が追加され、全部で14種類の手術が保険適用対象となっています。

国内外で加速する手術支援ロボットの開発

手術支援ロボットで圧倒的なシェアを持つダビンチですが、2019年に一部の特許が切れたため、海外・国内メーカーによる手術支援ロボットの開発が加速しています。米国では、2015年にGoogle社傘下のVerily社とジョンソン・エンド・ジョンソングループのEthicon社が、手術支援ロボットを開発するVerb Surgical社を共同で設立し、2019年7月には、プロトタイプのテストを開始していると発表されました。

日本でも、東京工業大学発の医療機器スタートアップ企業リバーフィールド社が、2020年秋にも、手術支援ロボットによる臨床試験（治験）を開始し、医療機器の認可取得後、2022年に発売する計画となっています。リバーフィールド社の強みは世界トップレベルの空気圧制御技術で、手術支援ロボットにおいても、空気圧による柔軟で滑らかな動作が実現されるようです。

健康を管理する
スマートベッド

安心・安全なケアを支援するスマートベッド

健康な生活を送るために、睡眠はとても大事なものですが、AI や IoT の技術を活用して、寝ているだけで私たちの健康を管理してくれるベッドの開発も進んでいます。

医療・介護用ベッドを開発しているパラマウントベッド社の「スマートベッドシステム」は、入院患者の状態をリアルタイムで把握することで、安心・安全なケアを行うことを可能にします。ベッドに設置された体動センサーからは、睡眠・覚醒、呼吸数、心拍数などの情報が収集され、ベッドサイドの端末に表示することができます。また、通信機能付の測定機器を利用することで、体温や血中酸素濃度などのデータ入力業務の負担を低減し、転記ミスの防止につながります。さらに、電子カルテシステムをはじめとする医療情報システムやモバイル端末など、さまざまな機器間と連携することが可能となっており、医療スタッフ全体での情報共有を推進します。

このようなスマートベッドの技術は、同社の一般向けのベッドにも応用されています。「Active Sleep BED」は、ベッドの背に角度をつけることで入眠をサポートし、眠ったことを感知するとゆっくりベッドが動いてフラットにします。起床時間になるとゆっくりベッドの背が上がり、すっきりとした目覚めを促します。さらに、ベッドに取りつけられたセンサーによって、睡眠時の心拍数や呼吸数、体動が感知され、専用アプリ「Active Sleep App」によって分析された睡眠スコアと睡眠改善アドバイスを知らせてくれます。

体動センサー

身体に何も装着することなく、体動などの
微弱な振動を捉えて睡眠状態などを把握
し、情報を伝える

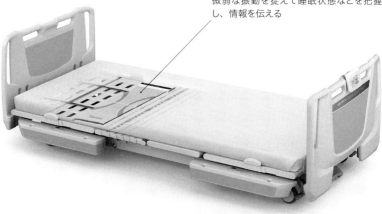

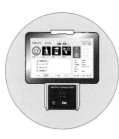

ベッドサイド端末

体動センサーから得られた睡
眠・覚醒、呼吸数、心拍数
などの情報を集約・表示。
また適宜、患者の状態変化
を知らせることも可能。さら
に、通信機能付バイタルサイ
ン測定機器を利用すること
で、入力業務の負担を低減
し、転記ミスの防止や迅速な
情報共有などにつながる

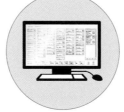

ステーション端末

病棟全体の患者とベッドなど
の機器状態を一覧で表示。
体動センサーによる患者の睡
眠・覚醒・離床の状態やベッ
ドの背あげ角度や高さ、離床
センサーなどの設定情報を確
認できる

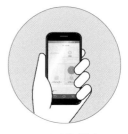

モバイル端末

患者の状態に合わせてリマイ
ンダー設定が可能。多くの
業務に対応していても、適切
かつ確実な看護業務が行え
るように支援する

（画像提供：パラマウントベッド）

Chapter 3

10

ICTによる
服薬アドヒアランス向上

きちんとした服薬が重要な慢性疾患治療

慢性疾患の治療において、服薬による薬物治療は重要です。しかし、痛みなどの自覚症状がない場合や、認知症や精神疾患などでは、日常生活の中できちんと服薬を実行していくことが難しいケースもあります。薬を処方した医師は、患者がきちんと服薬しているという前提のもとに治療計画を立て、効果が出なければ、薬の量を増やしたり、種類を変えたりします。しかし、患者がきちんと服薬していないことで、治療の効果が出ていなかったとすれば、薬の量を増やしたり、種類を変えたりすることが、患者にとってのリスクになってしまいます。「慢性疾患患者の半数はきちんと服薬しておらず、本来、薬に期待される3分の1程度の効果しか出ていない」という調査結果も発表されています。

「服薬アドヒアランス」とは、患者自身が疾病や治療について十分に理解し、納得した上で服薬を行うことを意味します。そして、服薬アドヒアランス向上のために、ICT が活用されはじめています。

オランダでは、ヘルスケア関連機器メーカー PHILIPS 社から、多剤併用患者向け在宅用服薬管理システム「Medido Connected」が発表されています。複数の薬を一包化したロールを機器にセットし、服用時間になるとアラーム通知され、ボタンを押すと服用分がカットされて出てくるしくみです。患者がボタンを押さなかった場合には、服薬していないと判断され、事前に登録した家族などから患者に服用を促すよう、メールで知らせる機能もあります。

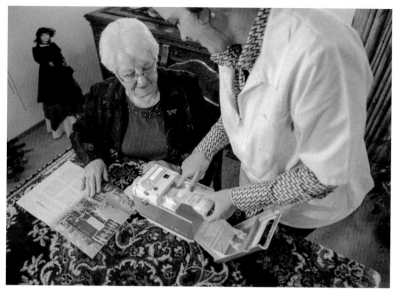

PHILIPS 社の「Medido Connected」に、複数の薬を一包化したロールを機器にセットする

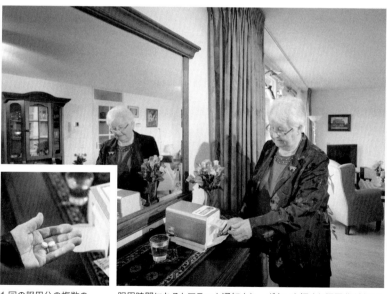

1回の服用分の複数の
薬を取り出す

服用時間になるとアラーム通知され、ボタンを押すと服用分がカット
されて出てくる（YouTube「Uitleg Philips Medido」より）

センサーを埋め込んだ医薬品「デジタルメディスン」

さらに正確な服薬を確認するために開発されたのが、「デジタルメディスン」と呼ばれる錠剤です。2017 年に米国食品医薬品局（FDA）が、「エビリファイ・マイサイト（Abilify MyCite®）」を認可したことで注目されました。これは、大塚製薬の統合失調症治療薬「エビリファイ」の錠剤に、米国の Proteus Digital Health 社が開発した摂取可能な 1mm 大のセンサーを埋め込んだ医薬品です。

患者がこの錠剤を服薬すると、胃の中で溶けてセンサーが露出し、胃液に反応することで微弱なシグナルを発します。患者の体に貼ったパッチ型のシグナル検出器がシグナルを受信することで服薬状況を記録し、専用アプリにデータを送信します。シグナル検出器には、服薬記録だけでなく歩数など、患者のバイタルデータなども記録することができ、スマートフォンなどのモバイル端末を通じて、医師や介護者との情報共有が可能になっています。

2019 年現在、日本ではまだ承認されていませんが、デジタルメディスンを服用することで、患者の服薬管理や運動状況のモニタリングを自動で行うことができるため、薬の効果や患者の変化の詳細な把握や、効率のよい治療の進行が可能になります。また、薬の開発に欠かせない治験において、薬の有効性や副作用をより正確に調べることができるようになっています。

一方で、デジタルメディスンに対しては、米国の精神科医師が「強制的な服薬手段になる可能性があり、プライバシーを侵害するかもしれない」と警告しています。デジタルメディスンの普及には、製造・運用の両面における厳重な管理が求められます。

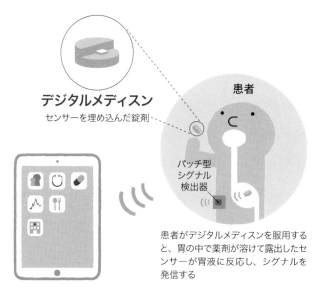

デジタルメディスン

センサーを埋め込んだ錠剤

患者

パッチ型
シグナル
検出器

患者がデジタルメディスンを服用すると、胃の中で薬剤が溶けて露出したセンサーが胃液に反応し、シグナルを発信する

シグナル検出器が記録し、専用アプリに送信された服薬記録は、患者の同意があれば、スマートフォンなどを通じて、医師や介護者に送信される

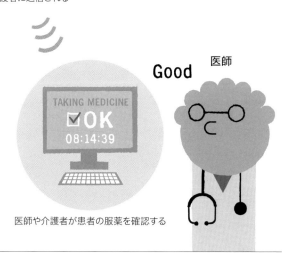

Good

医師

TAKING MEDICINE
☑OK
08:14:39

医師や介護者が患者の服薬を確認する

機能回復を促す
装着型サイボーグ

機能回復ロボットの草分け的存在「HAL®」

サイバーダイン社の「HAL®（ハル）」は、機能回復ロボットの草分け的存在であり、さらに先進的な「装着型サイボーグ」として位置づけられています。サイバーダイン社は、2004年、筑波大学大学院システム情報工学研究科・サイバニクス研究センターセンター長、山海嘉之教授の研究成果を活かして社会貢献をするための大学発スタートアップ企業として設立されました。

HALとは、「Hybrid Assistive Limb」の頭文字を取ったもので、身体機能を改善・補助・拡張・再生することができる装着型サイボーグです。身体にHALを装着することで、人間の脳神経とつながり、自分の身体の一部のように、HALが人と一体化して機能し、装着者の意思で身体を随意的に動かすことができます。HALは、介護や医療分野だけでなく、工場での重作業支援や災害現場での復興活動支援など、幅広い分野で応用されています。

人が身体を動かすとき、指令信号が脳から神経を通じて筋肉へ送られ、その動作を実現するように筋肉が動きます。ところが、身体障害を持った人の場合、指令信号がうまく伝わらないため、身体が思うように動かない場合があります。そこで脳神経系と筋骨格系をつなげるのが、装着型サイボーグのHALです。指令信号が伝達される際、非常に微弱な「生体電位信号」が皮膚表面から漏れ出てきます。この信号をHALが読み取り、「装着者の意思」に従った動きを実現します。

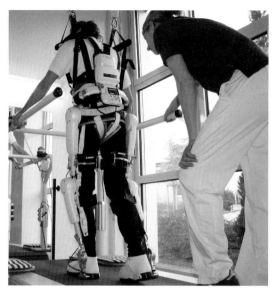

治療のために使われている「HAL® 医療用下肢タイプ」（画像提供：
Prof. Sankai, University of Tsukuba / CYBERDYNE Inc.）

同時に、動作が実現されると身体内部の感覚神経の情報が戻っていきます。動作がHALによって実現すると、脳で発せられる運動意思と同期して「動けた」という感覚情報が脳へフィードバックされ、脳神経系と筋骨格系の情報伝達ループが構成されます。このようなループを構成することにより、たとえば、機能障害で手や足を動かすことが難しい患者でも、HALは過剰な負担なく、機能改善・機能再生を促進することができるのです。

HALによって機能改善・機能再生が促進されると、HALを取り外しても、自力で動けるようになる可能性があります。身体の機能改善・機能再生を促すHALを使った治療は、日本で2016年に緩徐進行性の神経・筋難病8疾患に対して保険適用となったほか、脳卒中や脊髄損傷など、さまざまな疾患を持った患者に対して、2019年現在、10の国と地域において、HALの活用がはじまっています。

衣服のように装着できるロボティックウェア「curara®」

信州大学発のスタートアップ企業アシストモーション社では、人とロボットのインタラクション制御技術の研究成果を基礎技術として、介護の現場や生活動作支援など、さまざまなシーンで衣服のように手軽に着用して活用できるロボティックウェア「curara®（クララ）」の開発を行っています。

ウェアラブルロボットの多くは、非常に重い、動きがぎこちない、専門家の助けを借りなければ正しい位置に装着ができないなど、高齢者が気軽に利用しにくいものが多いのですが、curara は軽量で動きやすい「非外骨格構造」を用い、衣服のように装着できることが特徴の生活動作支援ロボットです。モーターとコントローラーを軽量・小型化し、装着者が自分自身で着脱することができるように簡便性を高め、ベルトを巻くだけで装着が完了します。

ウェアラブルロボットには、装着者の動きに合わせて「歩く」「階段を上る」「物を持ち上げる」など、多岐にわたる日常動作をアシストする機能が求められますが、curara は「同調制御法」という人の動きに合わせてロボットの動きを生成する制御法と、「相互作用トルク検出方法」というセンサー技術を利用することで、人とロボットが融合して自然な動きができることも大きな特徴となっています。

curara は、製品化、事業化が予定されており、2020 年 1 月現在、実用性の検証・導入の検討のためのモニター貸出（有償）段階にあります。

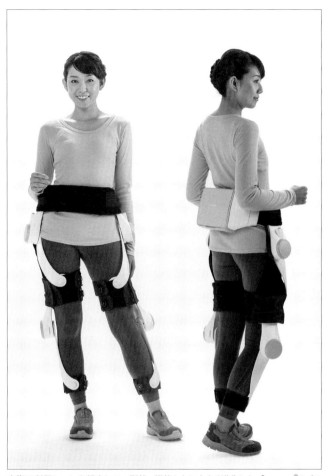

実際の利用シーンを想定して、形状・機能ともに大きく進化した「curara®4（スタンダードタイプ装着型）」（画像提供：信州大学）

12 慢性疾患管理も簡単に

針を刺す痛みもなく、連続で血糖値測定

高齢化に伴って患者数が増加している糖尿病や高血圧、慢性閉塞性肺疾患（COPD）等の慢性疾患の管理に、ICT を活用した取り組みも注目されてきています。

たとえば、糖尿病患者の場合、通常、疾病管理のために1日数回の採血と自己血糖値測定を行っていますが、採血のために針を刺す痛みや、測定時の血糖値しか記録できないという課題がありました。しかし近年では、センサー技術の進歩やAIによるデータ分析の高度化により、血糖値測定のための専用センサーを体に装着することで、採血のための針を刺す痛みもなく、連続で血糖値を記録することができ、食前食後の変化などを詳細に管理することができる

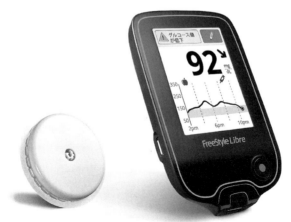

アボット社の糖尿病患者向けグルコースモニタリングシステム
「FreeStyle リブレ」（画像提供：アボット ジャパン）

ようになっています。また、これらの記録データは、医師など、医療従事者と共有することで、患者の行動変容につながる個別化した支援にもつながっていくものと思われます。

糖尿病の自己血糖値測定機器のひとつ、アボット社の「FreeStyle リブレ」は、上腕のうしろに高さ5 mm、直径35 mmの小さなセンサーを貼りつけて使用します。センサーは入浴中や運動中も装着することができ、最長14日間、貼り替えることなく、快適に固定できるように設計されています。

喘息予測を提供する吸入器向けセンサー

米国のデジタルヘルス企業Propeller Health社は、喘息やCOPDの治療に使う吸入器向けのセンサーを開発しています。医師から処方されている吸入器の上部に「Propellerセンサー（Asthmapolis）」をつけることで、薬を使用する場所や時間、頻度を自動的に追跡し、その情報をスマートフォンのアプリに送信します。センサーは、米国で利用可能な吸入薬の90%以上に対して動作することができます。また、収集した情報はAIで分析され、1日を管理するためのヒントやパーソナライズされた喘息予測が提供されます。そして、どんな状況のときに喘息発作が起きて吸入器を使ったかという記録が蓄積され、見える化することで、発作を予防するような患者本人の行動変容につなげていくことができます。

実際にこのセンサーを使用することで、喘息発作が最大79%減少し、症状のない日が最大50%増加したなどの効果が発表されています。また、この吸入器向けのセンサーを使用した人の平均服薬遵守率は46.6%と、米国の平均服薬遵守率22.1%と比較して非常に高くなっており、服薬アドヒアランスの向上にもつながっています。

13 認知症介護の負担軽減

身体的・精神的負担が大きい認知症介護

施設における介護でも、在宅における介護でも、介護者にはさまざまな身体的・精神的な負担が生じます。特に、認知症患者の場合は、認知症の進行により、理解する力や判断する力を徐々に失っていくため、介護者の負担感が大きくなります。認知症患者は、介護者とコミュニケーションがとれないことが多く、何度も同じやりとりをくり返したり、「物盗られ妄想」により介護者をひどく疑ったり、暴言を吐いたりすることもあります。

また、認知機能の低下に比べて身体能力は維持されているため、いつの間にか外に出て行方不明になり、最悪の場合は事故で亡くなってしまうということも発生しています。過去 10 年間、全国の行方不明者の届出受理数は、ほぼ横ばいで推移していますが、認知症に係る行方不明者の届出受理数は年々増加し、2018 年は 1 万 6927 人で過去最高になっています。認知症の高齢男性が徘徊中に鉄道事故に遭い死亡した事件では、鉄道会社から家族に対して高額の損害賠償請求を起こされるというニュースが世間の関心を集めました。

ICTを活用した認知症の予防・重症化防止支援

このように、負担感の大きい認知症の介護に ICT を導入することで、介護負担を軽減させようという取り組みも進んでいます。エクサウィザーズ社では、やってはいけない癖や学ぶべき特徴を学習させた人工知能「コーチング AI」により、認知症の予防・重症化防止

支援を行っています。これは、フランス生まれの新しい認知症ケア **ユマニチュード**（→ P.115）技法の体得研修から生まれたものです。

ユマニチュードは、「見る」「話す」「触れる」「立つ」の４つの動作を柱としたコミュニケーション技法に基づき、立位補助や食事介助、清拭、入浴、更衣などの実践的な技術で構成されています。ケアを拒否したり、スタッフに暴力的な態度をとってしまったりする認知症患者と円滑なコミュニケーションが図れることもあり、この技法を取り入れる国内の医療・介護機関も増えています。

ユマニチュードの技法を体得させる研修では、ケア実践中のようすを撮影した動画をアプリで送付し、ユマニチュードの専門家が解析した内容をコーチング AI に学習させることで、視線や手の触れ方、立ち位置などをフィードバックして指導しています。これにより、現場での指導における効率と品質の同時改善を可能にしています。

コーチングAIを活用したユマニチュード技法の体得研修

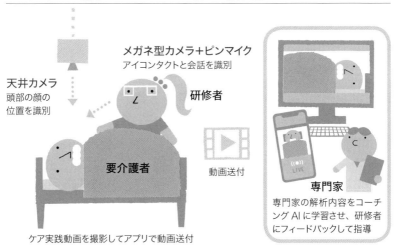

天井カメラ
頭部の顔の
位置を識別

メガネ型カメラ＋ピンマイク
アイコンタクトと会話を識別

研修者

要介護者

動画送付

ケア実践動画を撮影してアプリで動画送付

専門家
専門家の解析内容をコーチング AI に学習させ、研修者にフィードバックして指導

認知症患者の自立を支援するスマートハウス

オランダでは、IoT を活用して、認知症患者の自宅での自立的な生活を支援しようという試みもはじまっています。認知症ケアに40年以上の経験を持つ大手の看護・介護組織 Tangenborgh は、2016年、認知症患者のためのスマートハウス「Dementiehuis（認知症ハウス）」を開設しました。

スマートハウスの玄関ドアは、外側からは事前登録した人のみがスマートフォンで開錠できます。認知症患者の場合、水分補給を忘れて脱水症状になることがあります。そこで、スマートハウスにはセンサーがついた水差しがあり、飲んだ量や時間を記録するだけでなく、水分補給が不足している場合には、アラームで知らせる機能もついています。さらに、キッチンにはコンロの熱・湯気センサー、寝室には転倒防止センサーが設置されています。また、PHILIPS社の在宅用服薬管理システム「Medido Connected」（→ P.094）も導入されています。これらのさまざまなセンサーで居住者の行動がモニタリングされており、異常な行動パターンが認知されると、Tangenborgh の本部にアラーム情報が届き、スタッフからの電話確認や訪問が行われるしくみになっています。

スマートハウスは、一見、普通の家にしか見えませんが、置かれている機器すべてがネットワークに接続されています。そして、スマートハウス内の IoT 化した機器からの情報は、本部のプラットフォームに集約され、ケア情報と合わせて分析のうえ、認知症患者の自立を支援することになります。

スマートハウス「Dementiehuis（認知症ハウス）」のようす

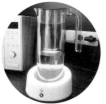

センサーがついた
Obli 社の水差し

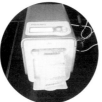

PHILIPS 社の
在宅用服薬管理システム
「Medido Connected」

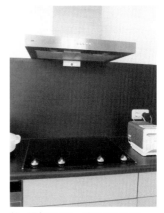

熱・湯気センサーがついたコンロ

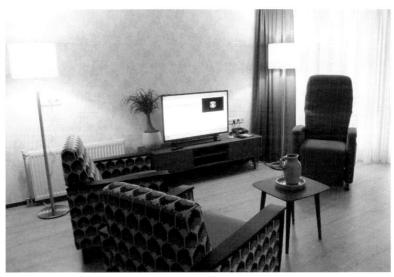

北欧デザインの家具が配置されたリビング

（すべて筆者撮影）

14 センサーによる排泄予知

人間の尊厳を守る排泄予知

自分自身で日常生活のさまざまなことがだんだんとできなくなり、介護が必要になったとき、最も心理的抵抗の大きいことが「排泄介助」です。排泄は、人間の尊厳に関わるデリケートな行為であり、それを手伝ってもらわなくてはならないという事実は、自尊心を非常に傷つけます。足が悪くなり、トイレに移動するのも間に合わずに失禁してしまったりすれば、本人の気持ちは落ち込み、介護者の世話も増えてしまうということになります。

このような悩みを解決するのが、トリプル・ダブリュー・ジャパン社が開発した、尿の排泄を予知する IoT ウェアラブルデバイス「DFree（ディー・フリー）」です。DFree は世界初の排泄予知デバイスで、下腹部に貼りつけたセンサーによって膀胱の変化を把握することで、排泄のタイミングを予知することができます。

DFree には４つの超音波センサーが内蔵されており、人体に影響のない超音波が上下４方向に出るしくみになっています。この４つの超音波センサーで、尿が貯まることによって水風船のように形が変わる膀胱の膨らみを、常時計測します。そして、センサーがとらえた膀胱の膨らみ具合をデータ処理してスマートフォンアプリに10段階で表示してくれるので、適切なタイミングでトイレに行くことができ、失禁を防ぐことができます。また、アプリで通知を出すタイミングを設定すると、排尿前には「そろそろ」、排尿後には「でたかも」と知らせてくれます。

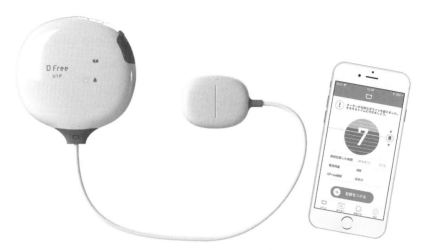

DFree 本体（左）とセンサー部（中）、アプリ画面イメージ（右）。下腹部に装着したセンサー部からの超音波で膀胱の変化を捉え、排泄のタイミングをアプリ画面に表示する（画像提供：トリプル・ダブリュー・ジャパン）

オムツ交換のタイミングを通知する排泄センサー

「におい」により排泄を感知する排泄センサー「Helppad（ヘルプパッド）」を、パラマウントベッド社と共同開発して、介護の現場を改善しようとしているのが、2011年設立のスタートアップ企業aba社です。

介護用オムツ利用者の場合、定時確認でオムツ交換を行いますが、排泄がなければ無駄に終わります。介護される側にとっては、排泄してからオムツ交換までに時間がかかったり、排泄していないのに不必要にオムツを開閉されたりすることになります。Helppadは、ベッドに敷いたセンサーにより、排泄センシングおよびパターン解析を行うことで、要介護者の排泄状態を検知・記録できるデバイスです。オムツ交換のタイミングが介護者に通知されることで、介護者・要介護者双方の精神的・身体的負担の解決を目指しています。

AIによる
ケアプラン作成支援

ケアマネジャーを助けるホワイトボックス型AI

介護分野においては、エビデンスに基づいた科学的介護の一環で、AIによるケアプラン作成支援の研究開発も活況を呈しています。2017年には、居宅介護等のサービスを行っているニチイ学館とNECが医療・介護分野における業務提携に合意し、AIを活用した高齢者の介護・自立支援サービス開発に向けた共同研究をはじめました。

介護保険によって介護サービスを受ける利用者は、「ケアマネジャー」という専門職に相談しながら「ケアプラン」を作成します。このケアプランには、利用者本人がどのようなニーズを持っているのか、今後どのようにしたいのかといった目標、介護保険制度でどのような介護サービスを受けるのかといった内容が記載されています。これらのデータをAIで分析することにより、利用者個々の状態に応じたより効果の高い介護サービスを探索しています。

特に、「機械学習」の中で発見したルールを説明できる**ホワイトボックス型AI**（→ P.115）と呼ばれるNECの**異種混合学習技術**（→ P.116）を利用して、ケアマネジャーの持つ知見や思考プロセスも反映させることで、インプットデータとアウトプットデータの関係性を明らかにしていくことが特徴です。自立支援型マネジメントは、当事者や家族とケアマネジャーが自立した日常生活を阻む真の課題を明らかにし、解決策をともに考え、合意形成をしていくことが重要です。そのため、ホワイトボックス型AIで、ケアマネジャーが理解し、説明可能なアウトプットを導こうとしています。

IoTを活用した自立支援介護プラットフォーム

2018年には、リハビリ型のデイサービスを展開しているポラリス社とパナソニックが、自立支援介護プラットフォームの共同開発に向けた業務提携契約の締結と実証実験の開始を発表しました。

パナソニックが持つIoTシステムを活用した高齢者の生活実態の把握および収集されるデータのAI分析基盤と、ポラリス社が持つ自立支援ノウハウ（モニタリング、**アセスメント**（→P.116）、自立支援ケアプラン）との融合により、介護事業者や自治体などで利用可能な自立支援介護プラットフォームを共同で開発することを目的とし、事業化を目指した効果検証が行われています。

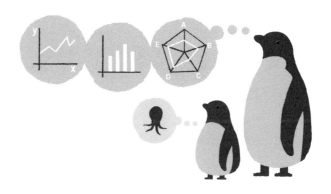

終末期における
希望を叶えたい

Chapter 3

16

終末期ケアの重要性

高齢者の数が増加する「高齢化社会」は、死亡する人の数が増加する「多死社会」とも言えます。これからの社会は、人生の終末期においても自分自身の意思がきちんと反映され、本人の希望する死を迎えられることが重要です。QOL（Quality of Life）の考え方は人生の終末期にも広がりをみせており、**QOD（Quality of Death）**（→ P.116）という言葉も生まれています。

終末期ケアにおいて、本人と家族、医療・介護従事者が互いに理解し合うには、今後の治療・療養についてあらかじめ話し合うプロセスである「アドバンス・ケア・プランニング（ACP）」や、書面による生前の意思表示である「リビングウィル（Living Will）」などが必要となります。しかし、まだ多くの人にとっては、どちらも馴染みの薄い概念でしょう。健康な人にとっては「自分には関係ない」と捉えがちですが、加齢とともに意思決定能力は低下していき、もし認知症になれば、意思決定そのものが難しくなります。自分自身の終末期のあり方は、元気なうちにしっかりと考えておく必要があるでしょう。

厚生労働省は、2018 年に「人生の最終段階における医療の決定プロセスに関するガイドライン」を改訂して終末期ケアの重要性を唱え、認知度を上げる取り組みも行っています。

希望する死に関する情報共有の難しさ

終末期にどのようなケアを受けたいのか、延命治療を実施したいの
か、意思決定が難しい場面では誰に代行してもらいたいのか、自分
の葬儀はどのような形にしてもらいたいのか等を、アドバンス・ケ
ア・プランニングやリビングウィルとして書面に記録・保管したと
しても、たとえば、自宅で急に倒れて救急搬送されるときには、救
急隊員にその意思は伝わりません。また、かかりつけのクリニック
の医師には伝えていても、救急搬送先の病院ではその意思はわから
ないでしょう。親がアドバンス・ケア・プランニングやリビング
ウィルを作成したという話を、離れて暮らしている子どもが聞いて
いたとしても、その内容や保管場所までは聞いていないかもしれま
せん。このように、書き残した自分の意思が、実際には関係者間で
共有できない可能性が高いのです。

英国では、個人が希望の死を迎えられることを目的として、終末期
ケアに関する国家戦略が発表され、患者が希望の死を迎えられたか
を、国民への医療サービス提供組織（NHS）の主要な業績評価指
標にしました。しかし、多くの関係者が関わる終末期ケアにおい
て、患者の希望する死に関する情報を共有することは容易ではあり
ません。そのために、NHSイングランドで導入されたのが、電子
的に情報を共有するシステム「電子緩和ケアコーディネーションシ
ステム（EPaCCS）」です。

2010年に、ロンドン地域で二次医療を担うロイヤルマースデン病院を中心に立ち上げられた「Coordinate My Care（CMC）」は、終末期ケアだけではなく、救急車サービス、NHS111（NHS健康相談電話サービス）、かかりつけ医（GP）の時間外サービスを含めた情報連携が可能で、他地域のEPaCCSに比べても非常に先進的な取り組みを行っています。終末期における本人の希望はCMCのシステムにデータとして登録され、本人が許可した医療従事者の間で共有されます。また、治療中の患者だけでなく、一般の市民も登録ができ、登録した情報を家族と共有できる機能もあります。

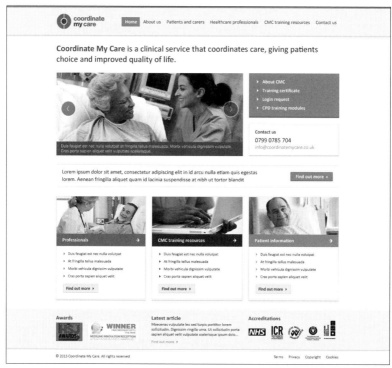

Coordinate My Care（CMC）のWebサイト。約6万人の登録者と1000人を超えるGPが活用している

用語解説

➤ **ダートマス会議**
（The Dartmouth Summer Research Project on Artificial Intelligence）
正式名称は「人工知能に関するダートマスの夏期研究会」。1956 年 7
月から 8 月にかけて開催された。当時ダートマス大学助教授だった
ジョン・マッカーシーが主催し、その後の AI 研究を世界的にリードす
る研究者たちが集まり、人工知能に関する研究成果を発表・議論した。

➤ **カフ**（Cuff）
血圧測定時に、上腕式血圧計では上腕に、手首式血圧計では手首に巻く
帯状のもの。測定部位（上腕や手首）が心臓の高さになるように、カフ
の位置を合わせて測定する。

➤ **ライフログデータ**（Lifelog Data）
個人の睡眠や食事、移動などの「生活の記録」をデジタルデータに残す
こと。総務省の作業部会では「パソコンや携帯端末などで取得・蓄積さ
れた活動記録（行動履歴）情報」と定義されている。

➤ **生体電位**（Bioelectric Potential）
生物の生命維持活動に関わる情報伝達によって生じる微弱な電気信号。
心臓や脳、筋肉、皮膚から発せられる微弱な電気信号が知られている。

➤ **ユマニチュード**（Humanitude）
フランス語で「人間らしさ」を意味し、認知症患者に有用とされるケア
技法。1979 年、フランスの体育学教師イヴ・ジネストとロゼット・マ
レスコッティの両氏により考案された。

➤ **ホワイトボックス型AI**
AI がなぜその判断・分析結果を出したのか根拠がわからない「ブラッ
クボックス型 AI」に対して、結果に至る理由（判断根拠）がわかる AI、
「説明可能な AI（Explainable AI）」を指す。人に示唆を与えたり、そ
の分析結果の理由を説明したりしなければならない場合に適している。

用語解説

➤ 異種混合学習技術
ビッグデータは、異なるパターンや規則性に従っているデータが混在して収集・蓄積されていること（データの異種混合性）が多いため、一般的なAIの機械学習による分析は難しい。そこでNECにより、データ中に混在する複数の規則性を、自動的に分割・抽出、高い精度と解釈性を両立する異種混合学習技術が開発された。

➤ アセスメント (Assessment)
介護分野においては、ケアプラン作成時に行われる評価・査定を意味する。要介護者のニーズ、利用中のサービス、残っている能力など、生活全般におけるニーズを聞き出し、どのような介護サービス・ケアが必要なのかを判断するために行われる。

➤ QOL (Quality of Life)
「生活の質」または「人生の質」と訳され、生きる上での満足度をあらわす指標のひとつ。WHOはQOLについて、「一個人が生活する文化や価値観の中で、目標や期待、基準、関心に関連した自分自身の人生の状況に対する認識」と定義している。

➤ QOD (Quality of DeathまたはQuality of Dying)
「死の質」または「死にかたの質」と訳され、QOLの対概念として使われる。苦しまず、無駄な医療費をかけず、尊厳をもってなど、個人が満足して死を迎える環境が整っているかどうかを示す指標。

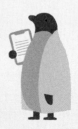

Chapter 4

欧米がリードする
ヘルスケア
イノベーション

日本が注視すべきは、デジタルヘルス先進国のオランダやフィンランド、英国など欧州各国のヘルスケア改革の道程と、ヘルスケア分野への参入で存在感を増す「GAFA」の動向です。

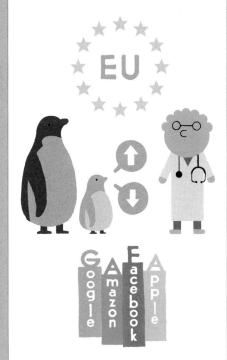

オランダの
デジタルヘルス事情

20世紀型福祉国家から国民参加型社会への転換

オランダは、九州とほぼ同じ面積の国土に約 1718 万人（2017 年
12 月時点）の国民が暮らし、2018 年の高齢化率は、世界第 19 位
となる 19.17% です。欧州の中でも最高の医療制度と医療水準を持
ち、Health Consumer Powerhouse 社（スウェーデンの民間医
療調査機関）によるヘルスケアに関するランキング「EHCI（Euro
Health Consumer Index）」においても、長年首位を堅持してい
ます。また、高い福祉サービスを提供する国のひとつとしても知ら
れています。

オランダがデジタルヘルスの取り組みに積極的に舵を切ったのに
は、経済状況の悪化が背景にあります。EU（European Union、
欧州連合）の加盟国であるオランダは、「国内総生産（GDP）比の
財政赤字を 3% 以内に抑える」という EU 財政規律を遵守しなけれ
ばなりませんが、2012 年には、経済成長率がマイナスに転じてお
り、財政の引き締めが実施されることになりました。

2013 年 4 月に即位したアレキサンダー国王は、即位後最初の議会
演説で「20 世紀型の福祉国家は終わった。これからは、国民が自
助努力をする参加型社会へと変わらなくてはならない」とスピーチ
しました。これは、オランダにとって大きな転換点となり、より効
率的で効果的な政策運営のため、ヘルスケア分野においても ICT
の活用が強化されることになったのです。

オランダにおけるヘルスケア提供のしくみ

オランダでは、「かかりつけ医制度」が導入されており、「家庭医」がプライマリ・ケア（Primary Care）（→ P.152）の要としての地域医療を担っています。家庭医が、専門的な医療が必要と判断した場合にのみ、大学病院などに紹介されます。医療・介護は保険制度で運営されていますが、民間保険会社が国の規制を受けて定められた水準の保険を提供するしくみをとっています。民間保険会社は、加入者の選別が禁止されており、保険料の上限も定められています。国民は、複数ある民間保険会社から自分の好みの保険会社を選択し、加入する義務があります。国がルールを決めて、民間がそのルールの中で切磋琢磨する「Regulated Competition（規制された競争）」はオランダの政策の特徴であり、保険者の効率的な事業経営や医療サービスの提供を実現させるしくみとなっています。

オランダでも日本と同様に、「施設から在宅へ」という方向性は明確であり、医療や介護が必要な多くの人々が、在宅でのサービスを受けています。介護施設に入所するのにも、「認知症で、ほぼ寝たきり」など、要介護度がかなり高くなってからになります。

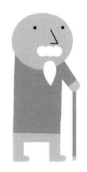

本人同意とセキュリティ強化による医療情報交換

2000年代初頭、オランダでは国主導により、医療機関で保存されている医療情報を中央集権的に集めることで、医療情報の交換を行うことができる「電子患者記録（EPD）」の構築を目指していました。しかし、電子患者記録の構築に必要な法案は、国民とメディアによる個人情報保護の観点からの強い反対で廃案となりました。このシステムでは**オプトアウト方式**（→ P.152）が採用され、自分の医療データを使って欲しくない場合にのみ申し出て、除外してもらうというものであったため、自分の医療データが勝手に使われてしまうのではないかという不安から大きな反対運動へとつながりました。また、データの安全性について明確に保証することができなかったことも、反対運動の背景にあったようです。

国主導の電子患者記録の構築は一旦ストップしましたが、治療のために患者の記録を医療関係者間で電子的に交換することの必要性はあり、国ではなく、民間主導による方法を模索することとなりました。そこで、民間保険会社の業界団体を中心に、医師や看護師、薬剤師等のヘルスケア関連団体が集まり、新しく「ヘルスケアプロバイダーコミュニケーション協会（VZVZ）」を設立し、ここを中心に医療情報の交換を行うことになったのです。

VZVZが運営する医療情報交換のプラットフォーム「LSP（National Switching Pointのオランダ語の頭文字）」は、データの蓄積は行わず、交換のみを行うプラットフォームです。医師や薬剤師など、医療専門家のみがアクセスでき、誰がどの患者のデータにアクセスできるかを制限する「アクセスコンロトール」や、データ閲覧者の追跡ができる「アクセスログ」の機能も含まれています。ヘルスケア関係組織のLSPへの参加は任意ですが、家庭医や病院、訪問看

医療情報交換のプラットフォーム「LSP」

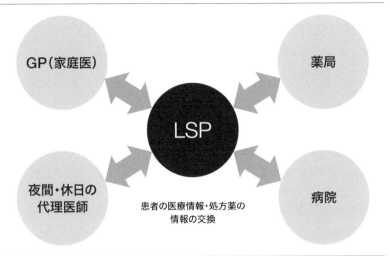

医師や薬剤師など、医療専門家のみが患者のデータにアクセスできるが、データの蓄積は行わず、交換のみを行うプラットフォーム

護師、薬局など、ほぼすべての機関となる約6000組織が参加しています。また、患者側がLSPに参加する際には、事前に患者の明確な同意を得て情報収集を行う**オプトイン方式** (→P.152) が採用されたことで、全国民の70％に相当する約1200万人が同意の上参加しており、医療サービスの効率化に大きく寄与しています。

PHR普及を促進させる「MedMijプロジェクト」

LSPでは、患者は自分のデータを、誰が、いつアクセスしたかという情報を閲覧することはできますが、自分自身のカルテの内容は閲覧できません。そこで、オランダでは、自分自身の医療データを患者自身が管理・コントロールする「PHR構築」という次のステップへ進もうとしています。

オランダ語で「私の健康」を意味する「MedMij（メッドマイ）プロジェクト」は、オランダにおけるPHR普及を促進させるために官民の関係者が集まり、2016年に開始したプロジェクトです。保健・福祉・スポーツ省（VWS）と国立医療ICT研究所（Nictiz）、患者連盟の3機関を中心に、民間保険会社、ヘルスケア関係組織、ICTベンダーなどが参画する複合的な組織で、PHRの技術仕様やプライバシー保護、相互運用性の確保という点について議論を行い、環境整備を進めています。

患者データを保有する病院等に加えて、PHRプラットフォームを開発する各ICTベンダーが、ここで策定された「MedMij基準」に準拠することで、複数の機関をまたがるデータ交換が可能になります。ICTベンダーは、MedMij基準に準拠していれば、さまざまな機能を付加したPHRをつくることができます。たとえば、A社は、血糖値を測る医療機器から簡単にデータを転送できる機能をつけたり、B社は、スポーツジムで計測されたデータと連携できるしくみをつけたりと、各社が個性を競い合うことができます。

国民は自分好みのPHRプラットフォームを選択して、複数の機関に保有されている自分のデータを閲覧できるだけでなく、自己測定したデータを登録して、医師に診てもらうなど、双方向のやりとりが可能になります。PHRを活用することで、病気になってからではなく、自分の健康を自分で管理するセルフケア意識を向上させ、疾病予防や健康寿命の延伸につなげていこうとするものです。2019年11月現在、MedMij基準に準拠した16製品に「MedMijラベル」が付与されています。

オランダでは、社会保障や税金などの公的サービスで利用することを目的とした「住民サービス番号（BSN）」が個人に付番されていて、

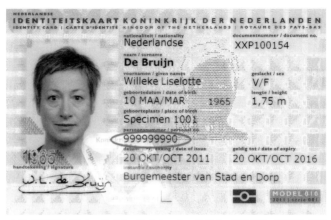

オランダの個人 ID カード「Identiteitskaart」。住民サービス番号（BSN）が記
（De Rijksoverheid. Voor Nederland Web サイトより）

ヘルスケア分野で利用することが法律で認められています。また、
ヘルスケアプロバイダー間の情報交換の際の個人識別に、BSN を
使用することが義務付けられています。医療従事者側の個人識別に
は、「UZI カード」と呼ばれる IC チップつきのカードが使われて
います。

このように、政府が自らシステム構築やサービス提供をするのでは
なく、法律の制定、ガイドラインやルール作成、標準化など、大き
な方針を示すことだけにとどめ、民間組織や企業の力に任せてイノ
ベーションを起こすことを重視するのが、オランダの特徴となって
います。また、デジタルヘルスへの取り組みは、オランダ社会全体
のスマート化が後押ししている面もあります。首都アムステルダム
は「スマートシティ」への取り組みで有名で、いち早く IoT の商
業サービスを展開しています。ICT 活用が進めば問題となるセキュ
リティ面についても、オランダ行政の中心都市ハーグは欧州におけ
るサイバーセキュリティの拠点にもなっており、ICT の利活用とセ
キュリティの両面からの取り組みが進んでいると言えます。

フィンランドの
デジタルヘルス事情

最先端技術の活用を進めるフィンランドの社会的課題

フィンランドは、日本よりやや小さい面積の国土に約551万人
（2018年12月末時点）の国民が暮らし、首都ヘルシンキには全人
口の1割強が集中しています。高齢化率は21%（世界第5位）を
超え、2025年にはEU内で最も高齢化率が高くなると推計されて
います。

高福祉国家として知られるフィンランドは、世界有数の情報技術大
国でもあり、ICT産業の発展により国際競争力を高めてきました。
しかし、フィンランドを代表するICT企業であるNOKIA社は、
携帯電話からスマートフォンへの事業転換の遅れ等による業績悪化
で、厳しい経営を強いられることになりました。人口約551万人
で大きな内需が見込めないフィンランドは、輸出主導型の経済であ
り、最大の輸出産業であるICT産業の衰退は国家的危機とも言え
ます。そこで、輸出産業の次の柱をAIやIoT等の最先端技術と位
置づけ、これらの活用によりグローバルリーダーを目指そうとして
います。

日本同様に高齢化が進むフィンランドは、人口減少や労働力不足と
いう社会的課題を抱えています。フィンランドでは市民に対する医
療や社会福祉サービスの提供責務は基礎自治体にありますが、少子
高齢化が進めば、財政的に弱い小規模の市町村はサービスの提供が
難しくなります。そこで、基礎自治体ごとではなく、広域連合体を
つくり、医療と社会福祉サービスを統合した形で提供するとともに、

個々人のニーズに合わせて選択できる自由を増やす「医療と社会福祉改革（SOTE）」を進めてきましたが、この制度改革が頓挫したことにより、2019年3月に内閣が総辞職しました。それでもフィンランドが抱える社会的課題は変わらないため、AIやIoT等の最先端技術の活用による実現可能な制度の見直しは必要と思われます。

フィンランドにおける医療・社会福祉制度

典型的な北欧型社会福祉国家で知られるフィンランドは、「高負担・高福祉」として、高い税金を支払う代わりに、充実した社会福祉サービスを受けることができます。国民皆保険制度が維持されており、誰でも低額で公的医療機関を利用することができるしくみが整っています。外国人であっても、フィンランドに1年以上住みつづければ、国民健康保険の「KELAカード（Kela-kortti）」が発行され、フィンランド人と同様の医療サービスを享受することができます。フィンランドの国民健康保険は「社会保険機構（KELA）」によって運営されており、ここでは、疾病給付やリハビリ手当、薬剤費だけでなく、失業給付や年金給付等の社会保障全般に関わる事業も行っています。

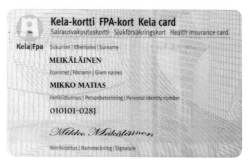

フィンランドの国民健康保険「KELAカード（Kela-kortti）」
（Mäntän Apteekista Webサイトより）

フィンランドの医療・社会福祉に関する政策は、中央政府の社会保健省（STM）が管轄しています。基礎自治体は、保育から高齢者・障害者ケア、生活保護、アルコール薬物依存症ケア、予防保健事業および一次医療・二次医療ケア、歯科治療、環境衛生などのサービス全般を提供しています。税金と国民健康保険の保険料が、医療・社会福祉の財源となります。

介護においては、かつては施設介護が主流でしたが、90年代から在宅介護へと切り替わっています。在宅ケアを担うのが、「ラヒホイタヤ」と呼ばれる社会・保健医療共通基礎資格を持つ人々です。かつては、医療・看護・介護の資格が細分化されすぎたことで、在宅で生活している高齢者の家に何人もの専門家が出入りし、かえってケアの質を下げてしまうという状況が発生していました。そこで、保健医療部門における7つの資格（準看護婦、精神障害看護助手、歯科助手、保母・保育士、ペディケア士、リハビリ助手、救急救命士）と、社会ケア部門における3つの資格（知的障害福祉士、ホームヘルパー、日中保育士）の、合計10資格をまとめて生まれた資格がラヒホイタヤです。

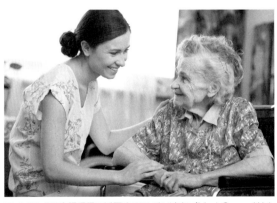

フィンランドの介護現場で活躍するラヒホイタヤ（Med Group Web サイトより）

デジタルヘルスを推進する医療データの蓄積

ヘルスケア分野におけるフィンランドの強みは、高品質で大量の個人ヘルスケアデータが蓄積されていることにあります。すべての国民に「社会保障番号（HETU）」が付番されており、行政サービスから納税、医療、銀行など、さまざまな分野で横断的に利用されています。社会保険機構が発行する国民健康保険の「KELA カード」にも社会保障番号が記載されており、ヘルスケアセンターや薬局でKELA カードを提示することで、個人のヘルスケア関連の情報が蓄積されていくことになります。

医療機関における電子カルテの導入率はほぼ 100% で、地域内では患者情報を共有できていましたが、地域外の医療データを参照したり、国レベルで医療データを活用したりすることは困難でした。そこで、全国レベルの医療データ共有が可能となる「全国医療情報アーカイブ（Kanta）」が、2015 年から導入されています。

初診の患者であっても、医療機関は過去の通院履歴や病歴、処方箋などを全国医療情報アーカイブから参照することができます。また、その情報開示は、「誰に、どの情報をアクセスさせるか」という患者の意思決定に基づいたものになり、患者自身も自分のカルテや服用薬をインターネットから閲覧することができるようになっています。社会保障番号による大量の医療データの蓄積が、AI 等の最先端技術を活用したデジタルヘルスを推進する基盤となっているのです。

イノベーションを生み出すエコシステム構築

フィンランドでは、国家的にヘルスケア分野のAI活用を進めていくために、2017年にフィンランド国立技術研究センター（VTT）が戦略研究アジェンダ「AI for Good Life」を取りまとめています。予算ばらまき型の政策では、健康から医療、介護にわたる幅広い領域の成果を得られないことから、このアジェンダで示されたヘルスケア分野のAI適用領域とその優先順位に従って、研究開発予算が振り分けられることになっています。

フィンランドにおけるヘルスケア分野のAI活用の特徴は、海外企業をも含めたオープンなエコシステム構築から新しいイノベーションを生み出すことにあります。フィンランド企業の国際展開と海外企業による対フィンランド投資を支援する政府機関の「ビジネス・フィンランド」は、2017年にIBMフィンランドと5年間の協働覚書を交わしました。これにより、北欧で最初のヘルスケア・コンピテンス・センターとなる「ワトソン・ヘルスセンター」がヘルシンキに設立されました。ワトソン・ヘルスセンターでは、すでに複数のプロジェクトが立ち上げられており、ヘルシンキ市・ウーシマー地域医療圏（HUS）と協働で、①画像分析による脳出血検出、②個別化されたがん治療、③早産児の重度細菌感染の早期発見といったAI関連プロジェクトが開始されています。

また、エコシステムの構築では、ヘルシンキ大学病院とヘルシンキ市・ウーシマー地域医療圏に加えて、IBM、GEヘルスケア、NOKIAなど、12企業が参加した「CleverHealth Network」も立ち上がっており、AIによる妊娠糖尿病の治療支援モデルなど、新しいデジタルサービスモデルの開発がスタートしています。

ヘルスケアデータを活用した国際競争力強化

フィンランド国内で蓄積された豊富なヘルスケアデータをオープンにすることで、戦略的に海外企業を誘致するとともに、彼らとの協働の中で中小国内企業の実力向上も目指す戦略を取っています。その結果、フィンランドではヘルスケア関連のスタートアップ企業が次々と誕生しています。

心筋梗塞症等の治療薬「ワーファリン」の投与量をコントロールするシステムを開発する Valuecode oy 社もそのひとつです。ワーファリンは血液をさらさらにする効果がありますが、個人差が大きく、1〜2か月の頻度で血液検査をして、きめ細かく投与量を調節する必要があります。それが、蓄積された患者データや検査結果データ等を AI 分析するシステムを使うことで、状態が安定している約85% はルーティン判断により自動で投与量を決定することができ、残りの 15% だけを医師による承認で最終決定を行うようになります。EU の医療機器認証である「CE マーキング」(→ P.152)も適合済みで、フィンランド国内だけでなく、ドイツなどの国外複数の病院で採用されています。

ヘルスケア分野における AI 活用を積極的に進めるためには、質の高い大量のヘルスケアデータを利活用できる基盤が必須となります。しかし EU では、2018 年 5 月に「EU 一般データ保護規則(GDPR)」が施行され、個人情報保護がさらに強化されているため、EU 加盟国であるフィンランドも GDPR に対応する必要があります。そこでフィンランドでは、ヘルスケアデータの二次利用を円滑化する国内法を整備することで、自国がヘルスケアデータを活用したビジネスを行う場として最適であることを示し、ヘルスケア分野における国際競争力強化につなげていこうとしています。

デンマークの
デジタルヘルス事情

公共サービスのデジタル化を推進するデンマーク

国連が発表する「幸福度ランキング」で常に上位にランクされるように、デンマークは国民の満足度が高い国と言えます。人口は約578万人（2018年）の小さな国ですが、高福祉国家であると同時に、世界有数のデジタル国家でもあります。2018年の高齢化率は19.84%（世界第20位）ですが、2030年までに80歳以上の高齢者が約16万人増加すると推計されており、医療や介護を含む社会福祉サービスを担っている市町村は危機感を抱いています。

デンマークの特徴は、公共サービスにおけるデジタル化を強力に推進していることです。その牽引役は、2011年に財務省の下に設置された「デジタル化庁」です。デンマークの社会福祉を改革することを目指して、デジタル化のための政策を実行し、社会福祉のための技術「デジタル福祉技術（Digital Welfare Technology)」を公共部門で活用することを推進しています。

デジタル化の対象となるのは、中央政府から地域および市町村に至るすべてのレベルで、行政機関だけでなく、国が所有する病院や学校なども含まれます。その結果、国連加盟193か国を対象とした「電子政府ランキング2018」で第1位となるなど、最もデジタル化が進んでいる国と評価されています。

医療制度と医療情報のデジタル化

デンマークは、基礎自治体となる 98 市町村が、かかりつけ医で行われるプライマリ・ケアや社会福祉などの市民サービス全般を提供しており、日本の都道府県にあたる地方行政区画（レギオナ）5 地域で、二次医療拠点となる病院を管轄しています。デンマークでは、医療・介護・リハビリ・出産等にかかるサービスは税金で提供されており、国民は、一部を除き無料でこれらのサービスを受けられます。また、医療機関を受診する場合は、個人番号（CPR）が記載された「医療保障カード」を提示することになっています。

デンマークにおける医療情報の蓄積の歴史は古く、1977 年より「個人医療記録（NPR）」が開始され、これらの情報は、個人番号（CPR）により、個人が識別できる形でデジタル化されています。1994 年には、国と基礎自治体等により「MedCom」という医療情報交換のためのネットワークが設立され、医師などの専門家間における医療情報の電子的交換が可能となっています。

さらに 2003 年には、医療の専門家と患者の双方が利用できるヘルスケアポータルサイト「Sundhed.dk（デンマーク語で"健康"）」が開設されたことにより、個人医療記録が開始された 1977 年以降の自分自身のカルテ情報や診察予約、検査結果、処方医薬品の情報閲覧がインターネットから行えるようになりました。また、デンマーク政府はヘルスケア分野の ICT 化を推進するため、2006 年に、担当行政機関である「デジタルヘルス」を設置し、ポータルサイトの開発・運営体制を強化しています。

デジタル個人認証による安心・安全なアクセス

公共サービスのデジタル化を進めてきたデンマークでは、2011 年に行政と国民の間のやり取りをデジタルポスト「e-Boks.dk」を介して電子的に行うことを義務化し、8 割を超える国民が活用しています。デジタルポストには、病院からの手紙や年金明細書、教育支援に関する情報、住宅給付の変更、育児申請への返信、保険会社からの手紙などが送付されます。また、市民ポータル「borger.dk」は、公共サービスの情報や手続きを統合的に提供するサイトです。社会保障関係の申請や給付に加えて、デジタルポスト「e-Boks.dk」、ヘルスケアポータル「Sundhed.dk」、税務ポータル「Skat.dk」など、公共部門全体で約 2000 のオンラインセルフサービスソリューションが含まれています。「borger.dk」では、住所変更から手当の申請、デイケアの待機リストへの登録まで、すべてこのサイトの中で行うことができます。

デンマークでは、このようなオンラインサービスを安心・安全に使うためのデジタル個人認証も進んでいます。「NemID」は、2010 年から導入された個人認証と電子署名の機能を持つシステムで、約 490 万人が利用しています。

個人認証と電子署名の機能を持つ「NemID」のキーカード。乱数とキーコードの 2 段階認証でセキュリティを高めている（Dagens B.V. Web サイトより）

ICTの導入が進む地域医療センター

このように、デジタルヘルスのインフラが整ったデンマークでも、「施設から在宅へ」の流れは日本と同様であり、いかにスムーズに在宅に戻れるかという観点からも、ICT の導入が積極的に進められています。その拠点となるのが、市町村が運営する地域医療センターで、看護師・理学療法士・福祉技術管理者等が配置され、チームで対応にあたっています。地域医療センターは、5つの地方行政区画地域が管轄する二次医療と市町村の一次医療・社会福祉サービスをシームレスにつなぐ役目も担っており、高齢者の自立した生活と QOL の向上のために、遠隔医療や自立支援機器導入のための相談もできる施設となっています。

首都コペンハーゲンから電車で1時間ほどの場所にあるヒレレズ市地域医療センターは、デンマーク工科大学と協力して「スマートフロア」を導入しています。患者が病院から退院後、すぐに自宅に戻れない状態にある場合には、リハビリによる機能回復を行っており、リハビリ病棟には 30 名の患者が入院できる個室があります。

入院患者は腕にセンサータグをつけ、個室の床にはフロアセンサーが敷き詰められています。病室の入口やベッドの下、トイレ・浴室との境には特別なセンサーも敷設してあり、入院患者のより詳細なデータが収集できるようになっています。センサーから収集されるデータはリアルタイムで分析され、フロアでの転倒だけでなく、ベッドやトイレ、浴室といった範囲も含めて、24 時間 365 日、入院患者の異常な行動パターンを追跡することができます。さらに、異常が感知されると、担当する介護者の持つスマートフォンにアラートが届くようになっています。

デンマークでも介護の人材不足は大きな課題ですが、ICTを活用することで、業務の効率化を進めるとともに、患者とのコミュニケーションなど、人間でしかできない仕事に時間を割くことが可能になっています。今後は、スマートフロアのデータをAI分析することで、異常発生後の対応ではなく、早期発見につなげ、長期的なデータの蓄積と分析により、原因究明を目指しているようです。

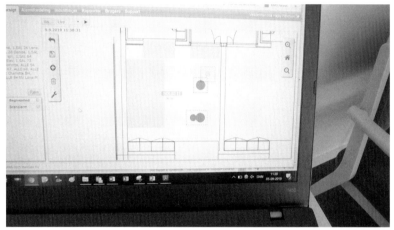

ヒレレズ市地域医療センターの管理システム画面に表示されるスマートフロアからの情報（筆者撮影）

標準化によるデータポータビリティの向上

デンマークでは、患者一人ひとりの状態とケアの提供を記録する「ジャーナルシステム」の標準化にも取り組んでいます。従来は、各市町村の導入システムが異なるため、患者が転居した際には、データの引き継ぎに困難が生じていました。そこで、デンマーク市町村全国協会が「健康と高齢者の文書化とデータ交換」のための標準「FS Ⅲ」を作成し、先進的な自治体から導入がはじまっています。

すでにヒレレズ市は導入済みで、2020年第1四半期末までに、すべての地方自治体のケアシステムに実装される予定です。これにより、居住する自治体が変わっても、継続したケアが可能となることが期待されています。

また、ロボット技術の導入も積極的に行われていることから、日本の介護ロボット開発を行う企業や大学も、実証の場を求めてデンマークにやってきています。AI搭載のアザラシ型ロボット「パロ」（産業技術総合研究所）も、デンマークでの実証実験からエビデンスを収集し、EUの医療機器認証「CEマーキング」に適合しています。

デンマークでは、ヘルスケア分野のデジタル化を進める担当行政機関「デジタルヘルス」が、国全体のデジタル化を強力に推進している「デジタル化庁」と連携することで、大きな推進力を得ています。ステークホルダーが多岐にわたるヘルスケア分野におけるデジタル化推進のための組織のあり方においても、デンマークに見習うべき点は多いと言えます。

04 英国のデジタルヘルス事情

移民流入と高齢化による人口構造の変化

先進諸国では、少子高齢化により総人口の減少がはじまっている国も多い中、英国の総人口は過去最大の約 6600 万人（2017 年）で、2041 年までには約 7300 万人に達すると予測されています。英国における人口増加の要因は、出生数が死亡数を上回っていることに加えて、移民の増加があります。EU は「域内自由移動の原則」があるため、EU 域内から英国に、よい仕事を求めて、多くの移民が流入しています。近年新たに、中東欧諸国が EU に加盟したことで移民が急増し、社会保障や教育等の社会的コストが高まるだけでなく、移民が英国の労働者の職を奪っているという認識から、反 EU 感情が急速に高まりました。これが、「Brexit（ブレグジット）」と呼ばれる英国の EU 離脱につながっています。

人口が増加する一方で高齢化も進んでおり、2007 年に 15.9% だった高齢化率は、2017 年には 18.2% となり、2027 年までに 20.7% まで上がると予測されています。

急がれる医療サービスの改善

英国は、「ゆりかごから墓場まで」と呼ばれた手厚い医療制度が特徴で、すべての住民が原則無料で医療を受けられる「ユニバーサルヘルスケア」をいち早く実現した国でした。しかし、高齢化の進行や財政悪化により医療サービスが低下したため、サービス改善のための取り組みが喫緊の課題となっています。

医療サービスは、政府機関である「国民保健サービス（NHS）」が担っており、すべての住民に対して原則無料で、疾病予防やリハビリテーションを含めた包括的な医療サービスを提供してきました。住民は、自分の住む地域の「かかりつけ医（GP）」を事前に登録し、プライマリ・ケアはGPで提供されます。専門医療が必要な場合には、GPから病院を紹介され、専門医の治療を受けるというしくみが取られており、GPが**ゲートキーパー**（→ P.152）の役目を果たしています。

しかし、診療を受けたくてもGPの予約が取れない、専門医の受診に何か月も待たされるなどのサービス低下に対して、国民の不満が高まりました。また、高齢者や障害者等に対する介護や社会福祉サービスは、地方自治体で提供されてきましたが、医療はNHS、介護や社会福祉は地方自治体という縦割りのしくみにも弊害がありました。そこで、NHSの効率化とサービス水準の向上のための改革が行われることになり、改革実現の大きな方向性のひとつがICTの活用となっています。

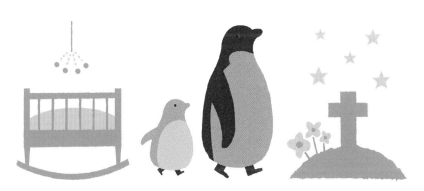

From the cradle to the grave.

ICTの活用によるヘルスケアのデジタル化推進

英国でデジタルヘルスを推進するために、保健社会福祉省の下に設立されたのが「国家情報委員会（NIB）」で、NHS や地方自治体、内閣府、保健社会福祉省など、国民の健康とケアに関係する組織から任命された委員によって構成されています。2014 年には、健康やケアに関するデータや ICT の活用によって、すべての国民が最大の恩恵を受けるためのアクションプランが発表され、このプランを推進するために「NHS Digital」という組織がつくられました。ICT インフラを介して医療関係組織に情報を提供し、医療と社会福祉・介護の連携を支援するとともに、サイバーセキュリティやデータセキュリティなど、患者データの保護も進めています。

NHS Digital はさまざまな ICT インフラを提供していますが、それらの要となるのが、ヘルスケア分野で使える「ID」です。英国では、以前から 10 桁の数字からなる「NHS 番号」を患者に付与していましたが、あまり活用されていませんでした。GP で診察を受ける際にも NHS 番号を聞かれることもなく、多くの国民は自分の NHS 番号を知らないという状況にありました。

しかし、デジタル化を進めるにあたっては、個人を識別するための ID は必須であり、国家情報委員会（NIB）はアクションプランの中で、「NHS 番号をデジタル化における個人を識別するための ID にすること」を明記しました。今日では、処方箋や検査結果、病院の紹介状などの公式文書には NHS 番号が記載されるようになり、医療データにも紐づけられています。また、医療専門職側の個人識別には、NHS から配布される IC チップつきの「SCR Smart Card」が発行されています。

オプトアウト方式による個人データ保護

英国は、北欧諸国のようにひとつの ID で社会保障から税、運転免許証など、すべての分野に共通して利用できるというしくみを取っておらず、分野別に異なる番号を使用しています。同じヨーロッパの国であっても、ヘルスケアデータの活用における個人情報への対応はまったく異なっており、英国は個人データ保護に非常に厳しい国と言えます。そのため、患者が自分のヘルスケアデータの取り扱いを決定できるように配慮されたしくみを取り入れています。

そのひとつが、2018 年 5 月に導入された「全国データオプトアウトプログラム」です。大学や研究機関、製薬会社などによる研究や、行政による保健医療計画策定などの目的で、患者のヘルスケアデータを利用することに対して、患者自身がオプトアウトできるようにするものです。患者はオンラインサービスを使用して、いつでも自分のデータの状態を確認し、必要があれば、データ利用を停止することができます。

英国のすべての保健医療機関は、個人を識別する情報と治療や薬の情報がセットになった「患者の識別可能な機密情報（Confidential patient information）」を使用する場合、データのオプトアウトポリシーに準拠することが要求されています。また、できる限り匿名化して利用することとされ、患者本人からの特別な要望がなければ、マーケティングや保険目的での利用は禁止されています。NHS Digital によれば、全国データオプトアウトプログラムからデータのオプトアウトを行ったのは、NHS 番号総数のうち、2.74%（約 164 万件）となっています。

TECSを可能にするICTの活用

ICT を活用するテレヘルスやテレケア、遠隔医療、テレコーチング、セルフケアアプリなどは、自分自身の健康をコントロールする方法を変革する可能性を秘めています。英国では、これらの ICT の活用によって可能になるヘルスケアサービスを、「TECS（Technology Enabled Care Services）」と表現しています。

英国で TECS が注目されたきっかけは、2011 年に実施された遠隔医療・遠隔介護の実態調査である「WSD プログラム」です。これは、遠隔医療・遠隔介護の可能性を示すために保健社会福祉省によって進められた、世界最大の無作為化比較試験（Randomized Controlled Trial、RCT）で、慢性疾患や肺疾患をもつ 6000 名の患者を対象に実施されました。WSD プログラムでは、患者の自宅に設置したセンサーにより、バイタルデータなどをモニタリングすることで患者の状態を見守り、異常値が出た場合には、早めに GP に受診するなどの方法により、救急での受診 15% 削減、緊急入院 20% 削減、入院日数 14% 削減、医療費 8% 削減に加え、死亡率が 45% も減少するといった効果をエビデンスとして示すことができました。この結果を受けて、当時のキャメロン首相は、5 年間で 300 万人に遠隔医療・遠隔介護を提供する「3ML プロジェクト」を発表するなど、TECS の普及に注力してきました。

地方行政サービスとしてテレケアを提供しているニューハム・ロンドン特別区では、区が保有する「シェルタード・ハウジング」の建物のワンフロアにサービスセンターを設置しています。シェルタード・ハウジングとは、高齢者を対象に 24 時間対応可能なアラーム装置等を整備した住宅です。

ここでは、センサーによる転倒や火災などのモニタリングが行われ、異常があれば、サービスセンターからスタッフが電話をして状況を確認します。もし、応答がなければ訪問し、救急車を呼ぶなどの対応を行います。いつどのようなアラートや問い合わせが入り、どのように回答したかという履歴をシステムで確認しながら、電話で居住者と話をすることで、問い合わせ対応の質の向上と時間短縮に役立てています。このようなテレケアにより、疾患を抱えた虚弱な高齢者であっても、病院や介護施設ではなく、住み慣れた家で長く生活を続けられるようになっています。

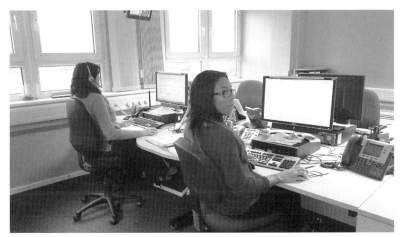

シェルタード・ハウジングのサービスセンターでモニタリングや電話対応が行われるようす（筆者撮影）

EUにおける
ヘルスケアデータの流通

EUが目指す「デジタル単一市場」の構築

EU は、中長期的な ICT 戦略である「欧州デジタル・アジェンダ（Digital Agenda for Europe）」の 7 つの優先課題のひとつに、「デジタル単一市場（Digital Single Market）」を挙げています。これは、EU 加盟国が国境を越えて、EU 全体で商品や人、サービス、資本、データの自由な移動が保証されるデジタル環境を構築しようというものです。デジタル単一市場が実現されれば、ビジネスチャンスは拡大され、雇用や競争、投資、イノベーションを後押しすることで、EU 全体で年間 4150 億ユーロ（約 50 兆円）の経済成長に貢献すると見込まれています。

そのためには、電子商取引や著作権、電気通信規制、個人データ保護など、さまざまな分野で規制上の障壁を取り除き、各国ごとのルールから、EU 全体のルールへと移行することが必要であり、それに向けた取り組みが進められています。

「Digital Agenda for Europe」の7つの優先課題

1 Digital Single Market

2 Interoperability & Standards	**3** Trust & Security	**4** Fast and Ultra-fast Internet Access
5 Research and Innovation	**6** Enhancing Digital Literacy, Skills and Inclusion	**7** ICT-enabled Benefits for EU Society

「デジタル単一市場（Digital Single Market）」は、7つの優先課題の筆頭に掲げられている

デジタルヘルスによる国境を越えたケア

EU が目指すデジタル単一市場はヘルスケア分野も対象です。デジタルヘルスにより、患者が EU 域内のどこにいても、必要かつ適切なケアが提供されることを目指しています。慢性疾患を持つ患者が、EU 域内を旅行中に体調が悪くなっても、旅行先の病院で、治療中の疾患や既往症、服用薬、検査結果などの医療データを共有できれば、不安なく国境を越えて移動し、必要なときに最適な治療を受けることができます。

EU の政策執行機関である欧州委員会（European Commission、EC）では、2018 年 4 月に「デジタル単一市場での健康とケアのDX（Digital Transformation）（→ P.152）を可能にすることに関するコミュニケーション－市民に力を与え、より健康な社会を構築する」という新しい指針を発行し、①国境をまたいだ市民の健康データへの安全なアクセス、②欧州データインフラを介した個別化医療、③人間中心ケアのためのデジタルツールによる市民のエンパワーメント（必要な力を与えること）の 3 つを優先的に進めています。2019 年 2 月には、市民が EU 域内の国境を越えて安全にデータにアクセスでき、どこにいても自分のヘルスケアデータを共有できるようにするため、相互運用性の高い欧州 EHR 交換フォーマットの開発のための枠組みを定めています。EU 加盟各国が国境を越えてデータを共有するためには、データ規格や技術仕様をきっちりと決めていかなくては実装には至りません。そこで、欧州委員会とEU 加盟国は、患者サマリーと電子処方箋をセットにしてデータ交換をすることを決め、関連するデータの交換ルールを作成し、「eHDSI（eHealth Digital Service Infrastructure）」を介してのデータ交換が開始されました。

2019 年 1 月に、フィンランドとエストニアの間で最初のデータ交換が実施され、フィンランド国民はフィンランドの処方箋で、エストニアの薬局から薬を受け取ることが可能となりました。準備ができた加盟国から順次参加していき、2021 年までに EU 域内での電子的なヘルスケアデータ交換の実現が期待されています。

患者の権利と個人情報保護への配慮

EU 全域でのヘルスケアデータの流通は、EU 市民にとっては、提供されるケアの質と継続性を改善させ、EU 加盟国にとっては、重複検査等の根絶による医療費の削減に貢献するかもしれません。一方で、センシティブなヘルスケアデータが流通することに対する配慮も重視されています。

EU では、「EU 一般データ保護規則（GDPR）」により EU 市民の個人情報保護を行っており、ヘルスケアデータにおいても、これが適用されることなります。GDPR では、カルテ情報などの個人情報を利用するには、事前に明確な本人同意を得ることが必要となっています。取り扱い事業者にはさまざまな義務が課せられ、違反した場合には、非常に高額の課徴金が課せられます。また、2011 年に発行された「クロスボーダーヘルスケアにおける患者の権利に関する指令」の中でも、「国境を越えたヘルスケアの継続性の確保は、診断、検査結果、医師による評価、提供された治療または介入など、患者の健康に関する個人データを加盟国間で移転することが必要であるが、同時に、個人の基本的な権利は保護されるべき」と、個人情報の保護について言及されています。EU では、ヘルスケアデータの共有を積極的に進めるだけでなく、プライバシーの保護との間の適切なバランスを模索しています。

column

66 医学における日蘭の関係 99

オランダと日本の間には、医学における長く深い関係があります。
1774年、日本最初の西洋医学書の翻訳書となった『解体新書』は、『解
剖学表』（J.A.Kulmus 著）のオランダ語版『ターヘル・アナトミア』
を杉田玄白、前野良沢らが翻訳したものです。鎖国状態にあった江戸時
代において、交易できる国は限られており、ヨーロッパの国で許されて
いたのはオランダだけでした。長崎の出島に置かれたオランダ商館は、
西洋の最新知識を得る窓口となり、当時の最先端の医療知識もここを経
由して日本に入ってきたのです。

現代でも、オランダは欧州の中で最高水準の医療制度を持つ国のひとつ
です。約250年前、オランダが『ターヘル・アナトミア』を通して日本
の医療に大きな影響をもたらしたことは、偶然ではないように思えます。

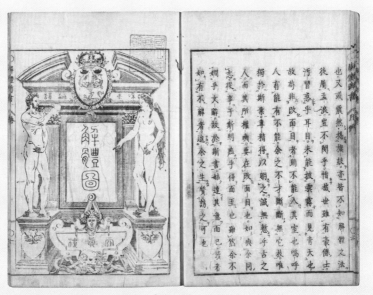

杉田玄白、前野良沢らの翻訳による『解体新書』（国立国会図書館蔵）

ヘルスケアに関わる 国際標準化の動き

代表的な医療情報交換の国際標準規格

データやシステムの相互運用性を高めるには標準化が必須であり、ヘルスケア分野でも多くの国際標準がつくられています。

医療情報交換のための国際標準の代表的なものが、「HL7 規格」です。HL7 規格は、患者管理やオーダーエントリー、照会、財務、検査報告、マスターファイル、情報管理、予約、患者紹介、患者ケア、ラボラトリーオートメーション、アプリケーション管理、人事管理などの情報交換を取り扱っています。HL7 規格を開発・改良しているのが、1987 年に米国で設立された非営利組織「HL7 協会」です。医療提供者や政府関係者、製薬会社、システムベンダー、コンサルティング会社など、500 以上の組織を含み、50 か国以上、1600 人以上のメンバーによって支援されています。

HL7 規格がテキスト情報なのに対して、画像情報では、「国際標準規格 DICOM」があります。MRI や CT、内視鏡、超音波などで撮影されたデジタル画像データを、機器と画像管理システムとの間でやり取りするための国際標準規格になっています。

安全で相互運用可能な健康データ交換のための規格

医療の質や安全性、効率性の向上につながる情報管理システムを推進する米国の団体「医療情報管理システム協会（HIMSS）」の一部である Personal Connected Health Alliance では、患者・消費

者を中心とした健康増進や疾病予防を促進する活動を行っており、多くの企業が参画しています。国際的な活動もあり、日本にもワーキンググループが発足しています。

ここでは、安全で相互運用可能な健康データ交換のための規格である「Continua 規格」を開発し、「体重計のデータがスマートフォンのアプリに簡単に取り込める」というような、生活の中で利用する製品同士を簡単に接続できるものになっています。この規格に準拠する製品を認定するしくみもあり、規格への適合性が評価されると、「Continua 認定製品マーク」が付与されます。日本企業では、オムロンやパナソニック、ルネサスエレクトロニクスなどの製品も認定されています。

高齢者の自立生活支援のための国際標準

国際電気標準会議（IEC）の「SyC AAL（Active Assisted Living）グループ」では、高齢者の自立生活支援システム・サービスの国際標準化を進めています。その中では、自立生活支援システムの相互干渉と機能安全についても議論されていますが、たとえば、「ガス漏れを検知して窓を開けようとするシステム」と、「室温が高いので窓を閉めてエアコンで冷やそうというシステム」が同時にはたらいたとき、どちらを優先すべきか、非常に判断が難しい問題です。ネットワークに接続された複数のシステムが相互干渉を起こし、誤作動が起きる可能性もあります。

今後、IoT 化が進むことで、ネットワークにさまざまなシステムが接続され、相互運用されていくことが増えていくと予想され、このような問題に対する標準化は重要な課題となります。

GAFAの
ヘルスケア分野への参入

「GAFA」に集まる個人情報

近年、ICT を活用して世界的なサービスを展開している代表的な企業が、Google、Apple、Facebook、Amazon です。それぞれが、特徴的な独自の方法で 10 億人単位のユーザーを獲得している米国の巨大 ICT プラットフォーマーで、4 社の頭文字を取って「GAFA」と称されています。

たとえば、Google が提供している電子メールサービス「Gmail」は、無料のため、世界中で多くの人が利用しています。Gmail を利用する場合には、氏名、性別、年齢といった情報を登録して「Google アカウント」という ID を取得することになります。動画共有サイトの「YouTube」も無料で利用できますが、Google アカウントが必要になります。YouTube は米国で設立されたスタートアップ企業でしたが、2006 年に Google に買収されたためです。

また、Android のスマートフォンを使う場合も、Google アカウントが必要になります。Android は Google が開発したモバイル用のソフトウェアだからです。そして、クラウド上にあるファイル保管場所「Google ドライブ」には、大量の写真やメールが保管できます。このように、大量の個人情報が Google という企業に集まっているのです。

「GAFA」の情報収集に危機感を募らせるEUと日本

GAFA は、個人情報の収集と引き換えに、無料でサービスを提供するというビジネスモデルで世界中に拡大していきました。ではなぜ、GAFA は無料でサービスを提供してまでも、個人情報を収集するのでしょうか。それは、大量のデジタルデータを分析する AI のような技術が発展したことで、業務の効率化や将来予測、最適なアドバイスの提供、効率的な機械の制御など、新たな価値創造につなげることができるようになったからです。データは「21 世紀の石油」と言われるほど、非常に貴重なものになっているのです。

このような巨大 ICT プラットフォーマーに危機感を抱いた EU は、監視強化の姿勢を強め、「EU 一般データ保護規則（GDPR）」で EU 市民の個人データの EU 域外への持ち出しを禁止するなど、厳しいルールで臨んでいます。

日本でも、2018 年 11 月より、経済産業省、公正取引委員会、総務省にて「デジタル・プラットフォーマーを巡る取引環境整備に関する検討会」がはじまり、プラットフォーマー型ビジネスの台頭に対応したルール整備の基本原則が公表されました。

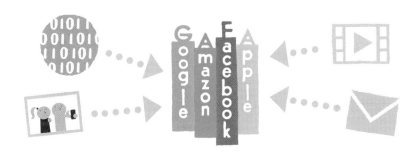

ヘルスケア分野でも存在感を高める「GAFA」

次に GAFA が狙いを定めているのは、ヘルスケアデータです。

Google が出資する 23andMe 社は、コンシューマー向けの遺伝子検査サービスを提供しており、約 500 万人の遺伝子情報を収集しています。さらに、英国製薬大手グラクソ・スミスクライン社と提携し、これらのデータを使って、新薬の開発をすることを発表しています。また、2019 年 11 月には、健康ウェアラブルデバイス大手の Fitbit 社の買収を発表したことでも話題になりました。

Apple には、スマートウォッチの先駆的存在の「Apple Watch」があります（→ P.074）。また、最も特徴的なことは、利用者から圧倒的な支持を受けている「ヘルスケア」アプリが、iPhone に標準搭載されていることでしょう。さらに、App Store には 4 万以上ものヘルスケアアプリが揃っており、臨床ケアや看護ケアなどのアプリを医療従事者が使うことで、よりスピーディーに、よりパーソナルなケアを提供できます。

Facebook は、米国がん協会や米国心臓学会議などと協力して、ユーザーの年齢・性別に応じた健康診断やワクチン接種、がん検診などの受診を定期的に勧める「Preventive Health」というツールを、2019 年 10 月に公開しました。

Amazon も、処方箋薬を飲むタイミングに合わせて個別にパックし、ディスペンサーに詰めて配送するオンライン薬局「PillPack」や、オンライン医療診断サービスと患者の重篤度選別ツールを開発する Health Navigator 社を買収し、2019 年 9 月に自社従業員向けサービス「Amazon Care」を発表しています。

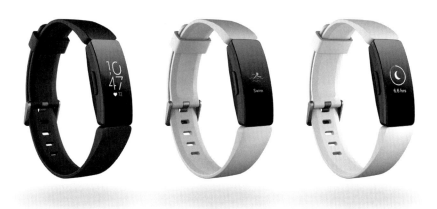

Fitbit 社のフィットネストラッカー Inspire HR。心拍や歩数、睡眠時間などのバイタルデータを測定・保存できる（画像提供：フィットビット・ジャパン）

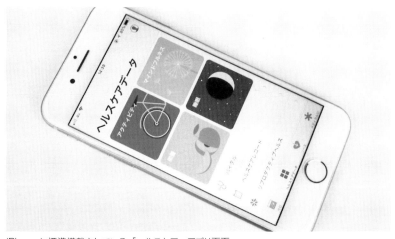

iPhone に標準搭載されている「ヘルスケア」アプリ画面

　これまで規制に守られ、イノベーションが遅れていたヘルスケア分野に、多くの魅力的なサービスを提供してきた GAFA の参入によって、大きな改革が起きるのではないかという期待も高まりますが、一方で、センシティブなヘルスケアデータが GAFA に吸収されることで、個人情報の保護への懸念も生まれています。

用語解説

➤ **プライマリ・ケア**(Primary Care)
米国国立科学アカデミーでは、「患者の抱える問題の大部分に対処でき、かつ継続的なパートナーシップを築き、家族および地域という枠組みの中で責任を持って診療する臨床医によって提供される、総合性と受診のしやすさを特徴とするヘルスケアサービス」と定義している。狭義には、一次医療を指す。

➤ **オプトアウト**(Opt-out)**方式、オプトイン**(Opt-in)**方式**
オプトアウトとは、本人が識別される個人情報の第三者への提供を本人の求めに応じて停止すること。オプトインとは、本人が識別される個人情報の利用に関して、あらかじめ、特定の第三者に許可を与えること。

➤ **CEマーキング**
製造者がEU市場に製品を流通させるために、製品に表示することが義務づけられているマーク。製造者は、製品にCEマーキングを貼ることにより、製品が適用を受けるすべてのEU整合法令（EUの法律）の要求事項を事前に確認・評価し、製品がEU整合法令の「必須要求事項」を満たしていることを自らの責任において、宣言していることになる。医療機器の場合は、欧州医療機器規制（MDR）に適合する必要がある。

➤ **ゲートキーパー**(Gatekeeper)
本来の意味は「門番」のこと。転じて、交通や通信の流れを監視し管理する人のことを指す。ヘルスケア分野では、かかりつけ医（家庭医）が患者の重症度、緊急度に応じて、専門病院や救急病院に紹介する「患者ふりわけ機能」のことを指す。

➤ **DX**(Digital Transformation)
2004年、スウェーデン・ウメオ大学のエリック・ストルターマン教授が提唱したとされる「デジタル技術を浸透させることで、人々の生活をより良いものへと変革すること」という概念。

デジタルヘルスで変わる未来の社会

AIやIoTを活用したデジタルヘルスが社会に浸透することで、未来のヘルスケアが大きく変わろうとしています。その実現のためには、利用者の意識改革や個人情報保護は欠かせません。

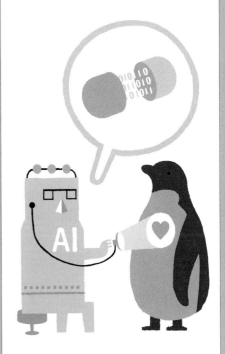

患者・市民と医療・介護従事者の意識改革

デジタルヘルスが「使われる」ために

AI や IoT 等の先端技術も含めたデジタルテクノロジーがヘルスケア分野に浸透することで、「病気になれば、病院に行き、医師の診断を受けて、薬局で薬をもらって、家に帰る」という、これまで当たり前だった行為が大きく変わろうとしています。

日常生活やランニングなどの運動時にウェアラブルデバイスを着けて、心拍や血圧などをモニタリングすることで、健康状態の維持や病気の早期発見につなげられるかもしれません。小さな子どもがいて、なかなか病院に行けない女性も、自宅にいながらオンラインで診療を受けられ、薬がデリバリーされれば、とても便利になります。さらに、ゲノム医療が発展すれば、遺伝性疾患が発病する前に対応できたり、発病しても、より個人に適合する薬を服用できたりするかもしれません。

一方、デジタルヘルスを利用するのは人間です。介護ロボットなど、デジタルヘルスの導入意向に関する各種調査では、「絶対利用したくない」という意見は少数で、「使ってみたい」「導入してみたい」という意見が多くなっています。しかし、実際の導入率はそこまで高くはありません。それを利用する市民や患者の側にも、医療や介護に従事する医師や看護師などの側にも、「使いたい」と思われる製品やサービスでなければ、実際に使われないということも事実です。現場の課題や要望を顕在化させ、製品の使い勝手や現場の業務プロセスも踏まえた形で導入することが必要となります。

また、実際に使用した感想や不満点をフィードバックしてもらい、改善に結びつけることも重要です。人間の行為に密接に結びついたデジタルヘルスだからこそ、本当の意味で「使えるもの」にしていくべきでしょう。そうすることで、「今でもできているのに、何を変える必要があるの」「新しいものを導入するのは面倒くさい」という意識も変えていくことができるのではないかと思います。

デジタルヘルスの導入によるタスクシフト推進

政府が推し進めている「働き方改革」では、忙しすぎる医療・介護従事者の仕事を移管していこうという「タスクシフト」が課題となっています。現在は例外扱いとなっている医師の時間外労働上限規制も、例外が撤廃されれば、診療体制を維持できない医療機関も出てくるものと思われます。厚生労働省の検討会では、各種団体から医師以外への移管が提案されるなどした284業務のうち、193業務は現行制度でもタスクシフトが可能としており、今後、実際に移管可能な業務をとりまとめることになっています。

デジタルヘルスの導入は、業務の効率化に貢献することはもちろんですが、タスクシフトによって移管した業務を、移管された専門職が安全・確実に実施できるように支援することもできるでしょう。また、今まで医師が行っていた業務を他の専門職に移管することへの不安から生じる患者側の心理的な抵抗に対して、AIによる業務支援や動作のモニタリング、eラーニングなどが、安全性担保の観点から貢献することで、患者と医療従事者双方の意識改革を促すことができるのではないかと考えます。

02 AI活用と倫理

AI の有効かつ安全な利用

現在の日本の成長戦略にとって、科学技術イノベーションは重要な柱と位置づけられており、特に取り組みを強化すべき主要分野のひとつがAIとなっています。誰もがAIを使いこなすICTリテラシーを持ち、活用することで、産業から生活までさまざまな分野で質の高い新たな雇用やサービスが創出されるとしています。

しかしAIは、社会に多大なる便益をもたらす一方で、社会への影響が大きい技術でもあり、適切な開発と社会実装が求められます。AIによる自動車の自動走行が現実になる中で、英国の哲学者フィリッパ・パットが1967年に提起した「トロッコ問題」という思考実験が再び話題になっています。そしてこの思考実験は、現代社会にも応用できます。AIによる自動走行車が前方の事故を感知して、それを避けるためにハンドルを切った先にも横断する人がいたら、AIはどちらを優先すべきなのでしょうか。また、その結果、事故が起きたら、車の所有者、自動車メーカー、自動運転のAIを開発したICTベンダーの中で誰が責任を取るのでしょうか。

このような問題は、ヘルスケア分野におけるAIの活用においても起こり得ます。AI を有効かつ安全に利用できる社会を構築するためには、技術だけでなく、社会システムや産業構造、イノベーションシステム、ガバナンス等、あらゆる面で社会を設計し直していくことも必要になっています。

人間中心のAI社会原則

適切で積極的な AI の社会実装を推進するために、AI 活用の倫理的な側面に焦点をあてた議論が各国で行われています。

日本では、2018 年 5 月に「人間中心の AI 社会原則検討会議」が設置され、AI をより良い形で社会実装し共有するための基本原則となる「人間中心の AI 社会原則」が策定されました。基本理念として、①人間の尊厳が尊重される社会、②多様な背景を持つ人々が多様な幸せを追求できる社会、③持続性ある社会の 3 つを掲げ、AI が社会に受け入れられ、適正に利用されるために社会が留意すべき「AI 社会原則」と、AI の研究開発と社会実装に従事する開発・事業者側が留意すべき「AI 開発利用原則」に体系化されています。

「人間中心のAI社会原則」の概要

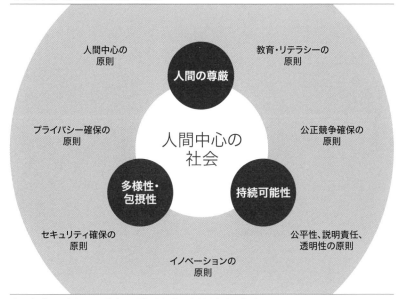

内閣府「人間中心の AI 社会原則検討会議」資料を参考に作成

「人間中心の原則」では、AI の利用は、「憲法及び国際的な規範の保障する基本的人権を侵すものであってはならない」とし、人々が AI に過度に依存したり、AI を悪用して人の意思決定を操作したりすることのないよう、リテラシー教育や適正な利用の促進などのためのしくみを導入することが望ましいとされています。

「公平性、説明責任及び透明性の原則」では、AI の利用によって、「人々が、その人の持つ背景によって不当な差別を受けたり、人間の尊厳に照らして不当な扱いを受けたりすることがないように、公平性及び透明性のある意思決定とその結果に対する説明責任が適切に確保されると共に、技術に対する信頼性が担保される必要がある」とされています。たとえば、保険加入時に AI による生活習慣病の発症リスク予測が使われるようになった場合、インプットするデータが適切でなければ、AI が倫理的に誤った意思決定を行ってしまうリスクもあります。また、AI がブラックボックス化し、どのような理由で結果が導き出されたのかわからないということでは、安心して AI を利用することはできないでしょう。

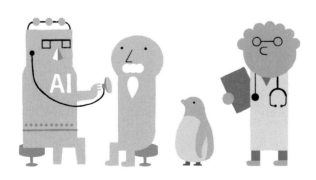

欧米におけるAIの倫理面での検討・対策

EUでは、個人データ保護や透明性などの基本原則を考慮した倫理ガイドラインを策定するために、産学官の学識経験者からなるAIに関するハイレベル専門家グループによる検討が進められ、2019年4月に「AI倫理ガイドライン」を公表しています。そこでは、「信頼できるAIは、合法的、倫理的で堅牢性がなければならない」とし、AIシステムが信頼できるとみなされるために満たすべき7つの主要な要件として、①人間の活動と監視、②技術的な堅固性と安全性、③プライバシーとデータのガバナンス、④透明性、⑤多様性、⑥社会的・環境的幸福、⑦説明責任を提示しました。

米国でも、2019年2月に「人工知能における米国のリーダーシップ維持のための大統領命令」にトランプ大統領が署名し、7月には、「国家AI研究開発戦略計画（2019年改訂）」が発表されています。AI分野における米国の優位性を促進することで、経済の発展や国家安全保障の増進、生活の質の向上を実現することを目的とするものですが、AIの倫理的・法的・社会的影響を理解して対策を取ることも含まれています。

AIが人間の知性を超えて加速的に進化する転換点「シンギュラリティ」が到来するのではないかという仮説があり、AIが人間の仕事を奪うことを危惧する人々もいます。多くの学者は、そのようなことは起こらないと考えていますが、行き過ぎたテクノロジーは、私たちの社会に漠然とした不安を与えます。技術的な面だけでなく、倫理面での議論が世界各国で活性化していることは、私たちの社会をよりよい方向へと変えていく力になっていくものと考えられます。

個人情報保護と
利活用のバランス

「個人情報保護法」改正の背景

「個人情報保護法」は、個人の権利利益保護と個人情報の有用性の
バランスを図るため、個人情報を取り扱う事業者が遵守すべき義務
を定め、適正な取り扱いを確保するための法律です。しかし、
2003年の成立から20年近く経ち、制定当時には想定されなかっ
た情報通信技術の進歩による問題が懸念されるようになりました。

個人情報に該当するかどうかの判断が困難な、いわゆる「グレー
ゾーン」の拡大や、パーソナルデータを含むビッグデータの適正な
利活用のための環境整備の必要性、事業活動がグローバル化するこ
とによる国境を越えたデータ流通の増加、というような背景から、
プライバシー保護への配慮とパーソナルデータの利活用が両立でき
る形に改正しようという動きへとつながり、2017年に「改正個人
情報保護法」が全面施行されました。

ガイダンスの有効活用による不安解消

「改正個人情報保護法」の改正における第1のポイントは「個人情
報」の定義変更です。「個人識別符号」が規定され、個人の身体の
特徴を示す電子データ（DNA、顔、虹彩、声紋、歩行の態様、手
指の静脈、指紋・掌紋等）や、公的な番号（旅券番号、基礎年金番
号、免許証番号、住民票コード、マイナンバー、各種保険証の被保
険者番号等）が個人情報に含まれることになりました。また、新た
に「要配慮個人情報」の規定が設けられ、心身の障害、健診・検査

の結果（遺伝子検査を含む）、保健指導、診療・調剤情報といった情報が「要配慮個人情報」となり、これらの情報を取得する際には、原則として本人の同意を得ることが義務化されました。

第2のポイントは、個人情報保護法上の義務を負う「個人情報取り扱い事業者」の定義の改正です。改正前は、保有する個人情報が5000人分以下の場合には適用が除外されていましたが、個人情報を取り扱うすべての事業者が個人情報取り扱い事業者となりました。

ヘルスケアに関わる事業者にとっての個人情報は何が該当するのか、要配慮個人情報とはどのような情報なのかといった具体的な取り扱いについては、個人情報保護委員会・厚生労働省から「医療・介護関係事業者における個人情報の適切な取り扱いのためのガイダンス」が発行されており、本人同意の取り方、家族等への病状説明の方法等も示されています。このようなガイダンスを有効活用することが、個人情報の取り扱いに関する不安解消の一助になります。

個人情報を保護することはとても重要なことですが、保護ばかりが重視されてしまうと、実際の場面で情報が活用できない恐れもあります。2011年に発生した東日本大震災の際には、自治体が個人情報保護法遵守ばかりを重視したため、障害者や高齢者等の要援護者の情報が迅速に公表されず、救助に支障が出たことがありました。また、高齢者の場合、認知症の進行などによって、事前の本人同意が難しくなる状況も想定できます。デジタルヘルスが普及した社会では、個人情報の保護と利活用のバランスも考える必要があります。

医療機器プログラムと デジタル療法

新しい医療機器やソフトウェア承認の課題

デジタルヘルスのための機器やソフトウェアが、実際の診療等に使われる社会実装段階に進むには、「医療機器としての承認」という壁があります。医療機器については、従来はソフトウェア部分のみでは薬事法の規制対象とならず、ハードウェア部分に組み込まれた形で規制していましたが、2014年に施行された「医薬品、医療機器等の品質、有効性及び安全性の確保等に関する法律（医薬品医療機器等法）」では、診断・治療等を目的としたソフトウェアを「医療機器プログラム」として、単体で規制の対象とすることになりました。しかし、学習することで進化するAIのように、従来想定されてきた範囲を超える最先端技術が利用されるソフトウェアにおいては、現在の承認プロセスでは対応しきれない面も生じています。

米国では、2016年に「21世紀医療法」を成立させ、医療機器開発のスピードを加速して、より早く、より効率的に、必要とする患者に届けようとしています。この法律では、効果的な治療または診断法を提供できるなどの一定の条件を満たす機器は、「ブレイクスルー機器（Breakthrough Device）」として、認可・承認期間が短縮できるように規定されており、承認の法定基準を維持しながらも、迅速化を図っています。わが国の医療機器等の承認機関「医薬品医療機器総合機構（PMDA）」においても、安全確保を前提に、医療上の必要性が特に高く、かつ開発段階で画期性が期待される医薬品・医療機器等を迅速に実用化する承認制度の明確化を進めていますが、米国に比べて積極的とは言い難い状況です。

アプリを「薬」のように処方する「デジタル療法」

近年、医療機器プログラムで注目を集めているのが、スマートフォンのアプリを治療に取り入れ、あたかも「薬」のように処方する「デジタル療法」です。米国 Welldoc 社が開発した「BlueStar」という糖尿病患者向けの治療支援アプリが米国食品医薬品局（FDA）の承認を得たことで、多くの企業がこの領域に参入をはじめています。

日本でも、ニコチン依存症治療用アプリを開発している CureApp 社が、治験による有効性が認められたことから、医薬品医療機器総合機構（PMDA）に承認申請を行ったことが発表されました。アプリを通して、患者ごとに個別化された医学的根拠のあるニコチン依存症治療のガイダンスの提供や治療経過の記録などを行い、禁煙の成功率を高めます。2020 年中の保険適用を目指しています。

デジタル療法は、高血圧や精神神経疾患などの疾患でも、既存の処方薬を補完する取り組みとして実用化が進んでおり、新たな治療の選択肢となるとともに、医療費削減への期待も高まっています。

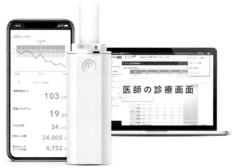

CureApp 社のニコチン依存症治療用アプリと呼気
CO 濃度測定用 IoT 機器（画像提供：CureApp）

官民連携による
エコシステムの構築

官民連携による多様化するニーズへの対応

デジタルヘルスの拡大に伴い、新しいデバイスやソフトウェアが開発され、医療機器として承認されるものも出てきています。しかし、現在の社会保障財政から見ても、すべてを診療報酬や介護報酬の対象にすることは現実的ではありません。ヘルスケア分野では、官民連携で、健康増進・生活習慣病予防サービスなどのヘルスケア産業を育成し、公的保険外サービスとして公的保険内サービスに組み合わせることで、多様化する健康・医療・介護のニーズに対応していくことも、大きな政策の柱になっています。

日本では、団塊の世代が75歳以上の後期高齢者となる2025年を目途に、高齢者の尊厳の保持と自立生活支援の目的のもとで、可能な限り住み慣れた地域で、自分らしい暮らしを人生の最期まで続けることができるような包括的な支援・サービス提供体制として、「地域包括ケアシステム」の構築を推進しています。この地域包括ケアシステムでは、公的保険内サービスだけでなく、公的保険外サービスも含めて、地域のニーズを充足する体制が想定されており、企業やNPOなど、民間組織がこの役割を担っていくことになります。

官民一体となってヘルスケア分野の具体的な対応策の検討を行う場として設置された「次世代ヘルスケア産業協議会」は、ヘルスケア産業（公的保険外サービスの産業群）の市場規模が、2016年の約25兆円から、2025年には約33兆円に拡大すると推計しており、民間企業にとっても魅力的な市場となっています。

ヘルスケア産業の活性化を目指す「InnoHub」

右肩上がりの社会を前提とした社会保障制度を持続可能なものに変革していくためには、民間企業の力は欠かせません。規制の多いヘルスケア分野では、独自性のある技術を活用して起業するスタートアップも多く、そのような企業に対する投資も伸びています。また、専門性の高い分野ということもあり、大学での研究からスピンアウトして起業する例も増えてきています。

経済産業省はヘルスケア産業の育成を目指して、2019年4月に、ワンストップ相談窓口「Healthcare Innovation Hub（InnoHub）」を設置しました。ヘルスケア分野への進出を検討する新興企業等に対して、国の支援施策などの情報を集約し、資金調達や人材確保、海外進出など、幅広い相談に対応する機関となっています。また、自身が持つノウハウ等を用いて、相談者に対して支援を行う事業会社や投資家、自治体等の団体であるサポーター団体と連携して国内外のネットワークを活用した支援も行い、ヘルスケア分野への企業の新規参入のハードルを下げることにつなげ、ヘルスケアやライフサイエンス分野のスタートアップエコシステムを構築することを目指しています。

InnoHubでは、関係省庁や政府系ファンド、民間ファンド等のスタートアップ支援に関連する施策や予算を一元的に集約しており、相談内容に応じてその情報を享受することもできます。日本医療研究開発機構（AMED）による資金面での支援もあり、2019年度から3年間の実証実験の運営費補助も決まっています。アイディアはあるが、事業化の経験や体制が脆弱なスタートアップ企業にとって大きな後押しとなるものであり、ヘルスケア産業のさらなる活性化につながっていくものと思われます。

06 QOL・QOD向上に
つながる新しい社会

「Quality of Life」から「Quality of Death」へ

これからのヘルスケアにおいて、市民・患者の視点は大変重要です。「先生のおっしゃる通りでお願いします」ではなく、自分自身の健康を管理するのは自分自身です。専門家の意見はしっかりと聞いた上で、自分自身がどうしたいかというコミュニケーションが、市民・患者と医療・介護従事者との間でなされるべきでしょう。そうなれば、健康増進や予防、治療、介護などを行った結果が、QOL（Quality of Life、生活の質）にきちんと結びついていくことになります。

WHOでは、QOLとは「一個人が生活する文化や価値観の中で、目標や期待、基準、関心に関連した自分自身の人生の状況に対する認識」と定義しています。これはWHOの健康の定義である「単に疾病がないということではなく、完全に身体的・心理的及び社会的に満足のいく状態にあること」と一致しています。たとえば、同じがん患者であっても、積極的に化学療法や外科手術を行うことで、生存できる期間をなるべく長くしたいと願う人もいれば、残りの少ない日々を、痛みを押さえて、家族とともに穏やかに過ごすことが良いと考える人もいます。一人ひとりの異なる希望が叶えられる「個別化されたケア」を実現することも、デジタルヘルスの大きな役割であり、QOLに結びつくものだと思っています。単に疾病を治療するだけでなく、本人の希望を踏まえ、治療後の生活を重視したケアの提供へと変化してきており、介護や予防、生活支援にもQOLの考え方が広がってきています。

さらに、QOLの考え方を人生の終末期にも適用するQOD（Quality of Death、死の質）という言葉も生まれています。よりよい人生とは、人生の終末期においても自分自身の意思がきちんと反映され、本人の希望する死を迎えられることが重要で、QOLとQODが連続してつながっていくべきであると考えます。終末期ケアにおいて、本人と家族、医療・介護従事者が互いに理解し合うには、「アドバンス・ケア・プランニング（ACP）」や「リビングウィル」などが必要となりますが、関係者間でこれらの情報の共有を可能にするデジタルヘルスが、QODの向上にも貢献するものと考えます。

患者・家族と医療・介護従事者双方のQOL向上

またこれからは、ケアを受ける側のQOLが向上するだけでなく、ケアを提供する側のQOLとの関係も重視されるべきでしょう。医療・介護の現場で毎日忙しく働く専門家にとって、「ありがとう」という言葉は、仕事に対するやりがいに直結します。受けたケアに満足してQOLが上がれば、ケアを提供する側の仕事の満足度も上がり、QOLも高めるという好循環が生まれます。

デジタルヘルスは、ケアの質を維持しながら、業務の効率化や人材不足の解消にも寄与します。たとえば、医療・介護の現場では、日々の記録作成に膨大な時間が割かれていますが、ICTを導入することで事務作業の時間を大幅に削減できれば、医療・介護の現場で働く人々に余裕が生まれ、ワークライフバランスの実現など、ケアを提供する側のQOLを高めることできるでしょう。そして、ICTの導入によって生み出された時間で、患者のケアにあたることができれば、ケアを受ける側の満足度も上がるという好循環にもつながります。デジタルヘルスは、患者や家族、医療・介護従事者など、すべての関係者のQOLに影響を与える可能性を秘めています。

ヘルスケア情報交換プラットフォームの役割

デジタルヘルスでは、ヘルスケアに関わる情報が重要な役割を担っています。しかし、治療記録や健診結果、レセプト情報、介護記録、健康アプリデータなど、ヘルスケアに関わる情報を保有している組織は多岐にわたります。国や自治体といった公的部門だけではなく、民間の病院や介護事業者、スポーツジムなどのヘルスケアサービスを提供する民間事業者など、公民にまたがることになります。

市民・患者を中心に考えれば、公的部門にある情報でも、民間にある情報でも、セキュリティや個人情報保護に配慮した上で、必要な人や組織が、必要な時に参照できるプラットフォームの構築と活用こそが、効率的で効果的なケアを実現し、持続可能な社会の構築につながるものと考えます。そして、公民連携によるヘルスケア情報交換プラットフォームでは、一度デジタル化された情報は、再入力の手間なく、共有・活用を可能にする「ワンインプット・マルチユース」のしくみとすべきです。

ヘルスケア情報交換プラットフォームの第 1 の役割は、組織をまたがる情報共有です。医療・介護従事者と市民・患者の双方が、ヘルスケア分野の ID により個人識別されることで、個人のケア向上に必要なデータを、許可された相手に限定して交換することを可能にします。第 2 の役割は、市民・患者側からのデータ共有と利用の管理です。市民・患者は、各組織が保有している自身のヘルスケア関連情報をプラットフォームから取得し、セルフケアにつながる PHR につなげていくことが重要です。自身のヘルスケア関連情報を誰に提供するかの設定や、誰に利用されたかも、ここで確認できるしくみが不可欠でしょう。第 3 の役割は、データの再利用です。デジタル化の最大のメリットは、劣化することなくデータを再利用

できることにあります。たとえば、病院で発行される紙の処方箋を薬局でコンピュータに再入力する非合理的な作業や、病院や介護事業者が国や自治体に提出する書類作成業務も、プラットフォームを通すことで各種フォーマットに変換することが可能になれば、生産性は大幅に向上します。さらに、ビッグデータ分析によるケアの質の向上やEBPMといった施策評価、PDCAサイクルの確立のための利用、個人の経年変化を追跡して新たな治療法や予防法を得る学術研究へのデータ提供、匿名化したデータによる新しいヘルスケアサービスの創造などにも活用できます。このような再利用ができてこそ、ヘルスケアデータは価値が高まるものと考えます。

公民連携によるヘルスケア情報交換プラットフォーム（イメージ）

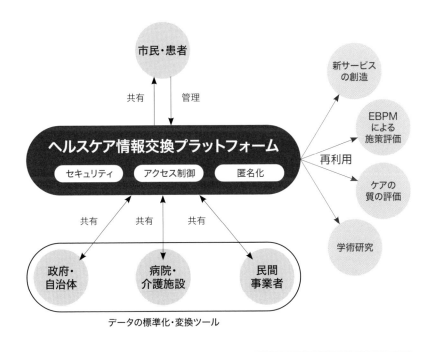

国際社会経済研究所・アクセシビリティ研究会調査研究報告書を参考に作成

さくいん

参考書籍

『地域包括ケアと地域医療連携』
　二木立、勁草書房、2015年

『認知症の人の医療選択と意思決定支援——本人の希望をかなえる「医療同意」を考える』
　成本迅、クリエイツかもがわ、2016年

『医療白書2017-2018年版　AIが創造する次世代型医療——ヘルスケアの未来はどう変わるのか』
　西村周三監修、日本医療企画、2017年

『医療白書2018年度版　医療新時代を切り拓くデジタル革命の衝撃
——AI、IoT、ビッグデータがヘルスケアの未来を変える』
　西村周三監修、日本医療企画、2018年

『社会は変えられる——世界が憧れる日本へ』
　江崎禎英、国書刊行会、2018年

『医療現場の行動経済学——すれ違う医者と患者』
　大竹文雄・平井啓編著、東洋経済新報社、2018年

『ケアマネジメントの本質——生活支援のあり方と実践方法』
　白澤政和、中央法規出版、2018年

『世界の社会福祉年鑑2019』
　宇佐美耕一・小谷眞男・後藤玲子・原島博編集代表、旬報社、2019年

写真提供

遊間和子、サイバーダイン、神戸市、UK Biobank、RT.ワークス、パナソニック エイジフリー、Apple Japan、オムロン ヘルスケア、FiNC Technologies、インテグリティ・ヘルスケア、Intuitive Surgical、パラマウントベッド、信州大学、アボット ジャパン、トリプル・ダブリュー・ジャパン、De Rijksoverheid. Voor Nederland、Mäntän Apteekista、Med Group、Dagens B.V.、国立国会図書館、フィットビット・ジャパン、CureApp（順不同、敬称略）

監修者略歴

武藤正樹 むとう・まさき

国際医療福祉大学大学院教授（医療福祉経営専攻、医学研究科公衆衛生学専攻）、国際医療福祉大学教授（医療マネジメント学科）。1974年新潟大学医学部卒業、1978年新潟大学大学院医科研究科修了後、国立横浜病院にて外科医師として勤務。同病院在籍中、厚生省からニューヨーク州立大学家庭医療学科に留学。国立療養所村松病院副院長、国立医療・病院管理研究所医療政策研究部長、国立長野病院副院長、国際医療福祉大学三田病院副院長を経て現職。政府委員としては、医療計画見直し等検討会座長、中医協入院医療等の調査評価分科会会長（いずれも厚労省）、規制改革推進会議医療介護ワーキンググループ専門員（内閣府）などを歴任。

著者略歴

遊間和子 ゆうま・かずこ

国際社会経済研究所調査研究部主幹研究員。立教大学社会学部卒業後、NEC総研（現在は国際社会経済研究所）に入社。高齢化とICT、eヘルス、情報アクセシビリティ、国民IDなどの情報社会を取り巻く社会的課題に関する調査研究活動に従事。著書に『医療白書 2018年度版 医療新時代を切り拓くデジタル革命の衝撃——AI、IoT、ビッグデータがヘルスケアの未来を変える』（日本医療企画、共著）、『ジェンダー白書9——アクティブシニアが日本を変える』（明石書店、共著）など。

イラスト・カバーデザイン	小林大吾（安田タイル工業）
紙面デザイン	阿部泰之

やさしく知りたい先端科学シリーズ5

デジタルヘルスケア　2020年2月20日　第1版第1刷発行

監 修 者	武藤正樹
著　　者	遊間和子
発 行 者	矢部敬一
発 行 所	株式会社 創元社

本　　社	〒541-0047 大阪市中央区淡路町4-3-6 電話 06-6231-9010（代）
東京支店	〒101-0051 東京都千代田区神田神保町1-2 田辺ビル 電話 03-6811-0662（代）

ホームページ	https://www.sogensha.co.jp/
印　　刷	図書印刷

本書の感想をお寄せください

投稿フォームはこちらから ▶ ▶ ▶ ▶

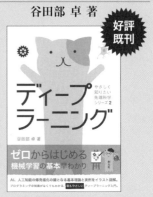
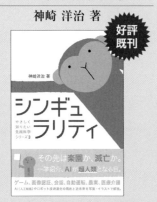
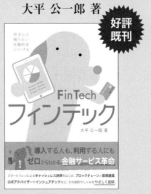